# Weihrauch

Dr. med. Ernst Schrott



AURUM

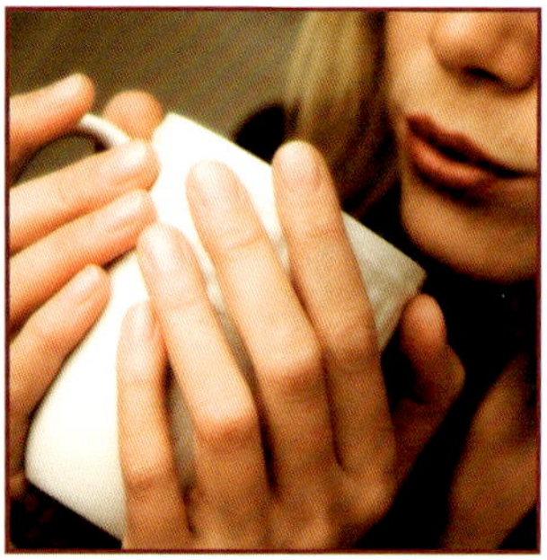
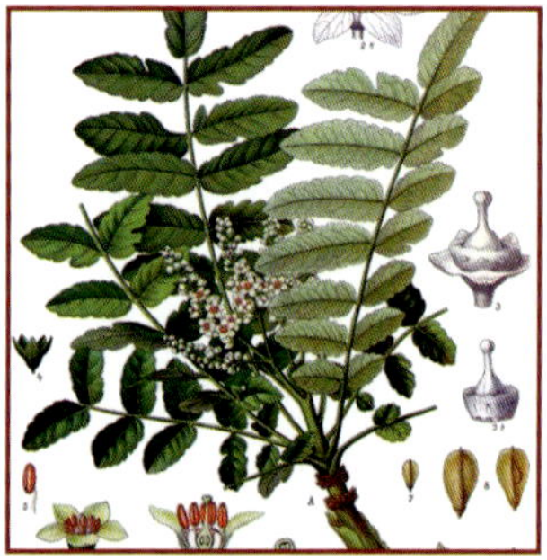
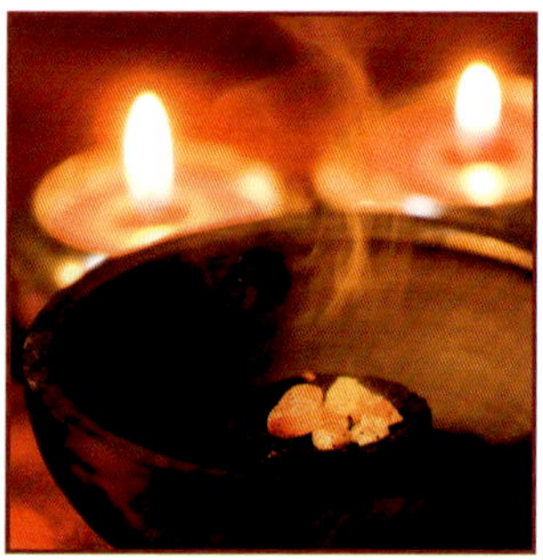
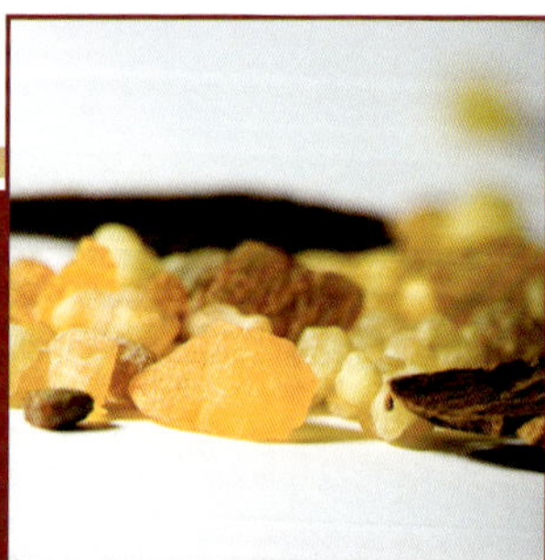

# Weihrauch

**Dr. med. Ernst Schrott**

Sanfte, natürliche und wirksame Hilfe bei
- Rheuma
- Allergie
- Hauterkrankungen und
- Darmentzündungen

**Der Autor:**

Dr. med. Ernst Schrott studierte Humanmedizin in München. Seit 1984 ist er Arzt für Naturheilverfahren und Homöopathie mit eigener Praxis in Regensburg. Außerdem ist er ärztlicher Leiter des Maharishi-Ayurveda-Gesundheitszentrums in Regensburg. Seine Ausbildung im Ayurveda erhielt er von führenden Ayurveda-Ärzten Indiens. Der Autor hat bereits mehrere erfolgreiche Bücher im Mosaik Verlag veröffentlicht: »Ayurveda für jeden Tag« – das große Ayurveda-Praxisbuch; »Die köstliche Küche des Ayurveda« – eine kulinarische Entdeckungsreise durch die Welt der ayurvedischen Küche; »Natürlich schön mit Ayurveda« – das sanfte Programm für eine gesunde, strahlende Haut. In Zusammenarbeit mit Dr. Wolfgang Schachinger erschienen die Praxisbücher »Ayurveda bei Gelenk- und Rückenschmerzen«, »Ayurveda bei Bluthochdruck und Gefäßkrankheiten« sowie »Ayurveda bei Kopfschmerz und Migräne«.

Der Autor bedankt sich bei den deutschen Wissenschaftlern, die den Weihrauch als Heilmittel erforscht haben.

**Impressum:**

Bibliografische Information der Deutschen Bibliothek
Die Deutsche Bibliothek verzeichnet diese Publikation in der Deutschen Nationalbibliografie; detaillierte bibliografische
Daten sind im Internet über http://dnb.ddb.de abrufbar.
Bielefeld: Aurum in J. Kamphausen Verlag und Distribution, 2007
Weihrauch
Schrott, Dr. med. Ernst
ISBN: 978-3-89901-013-8
Gestaltungskonzeption, Umschlaggestaltung, Innenlayout: subsonicmedia, Bielefeld

**Abbildungsverzeichnis:**

Björn Gaus: Titel, S. 2, S. 5, S. 6, S. 7, S. 9, S. 11, S. 15, S. 22, S. 25 , S. 32, S. 41, S.63, S. 73, S. 87, S. 93, S. 99
Dr. med. Schrott: Titel, S. 13, S. 36,
wikipedia: S. 17, S. 19, S. 26, S. 59, S. 68, S. 81, S. 104
fotolia: S. 43, S. 54, S. 69, S. 70, S. 91,
Carina/Leis: S. 103
Herstellung und Druck: Media Print, Paderborn
Printed in Germany

www.weltinnenraum.de

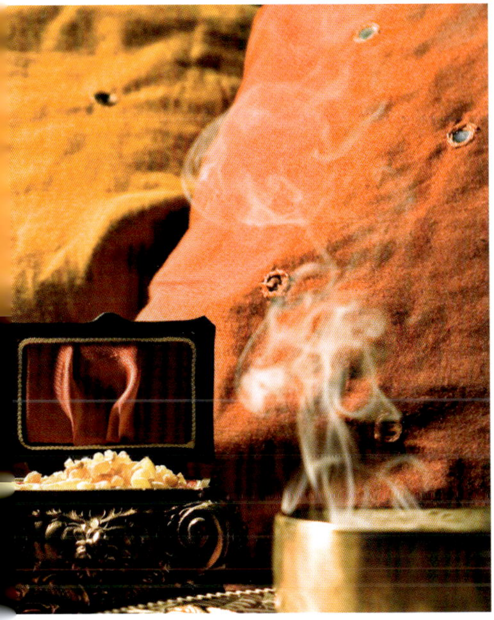



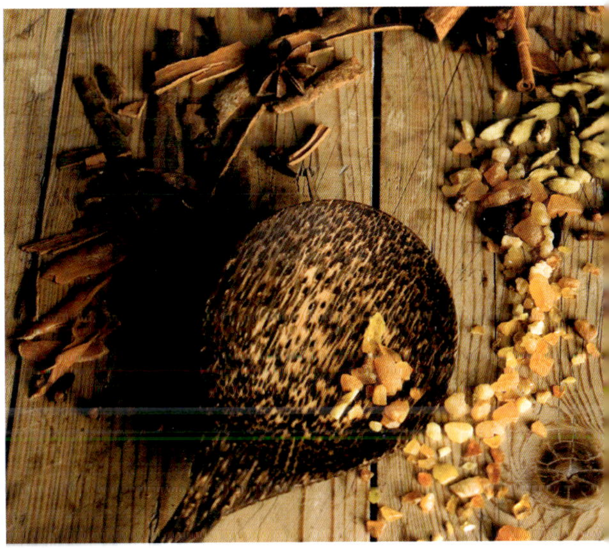

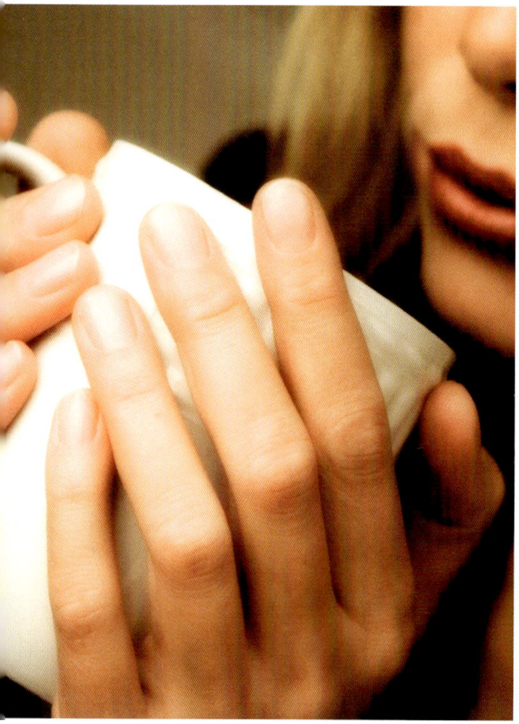



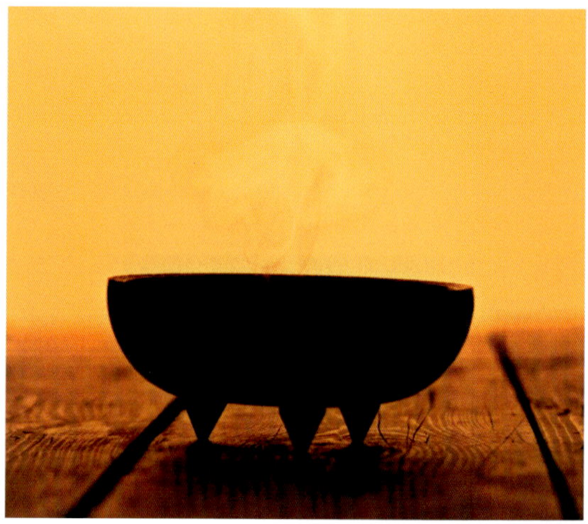

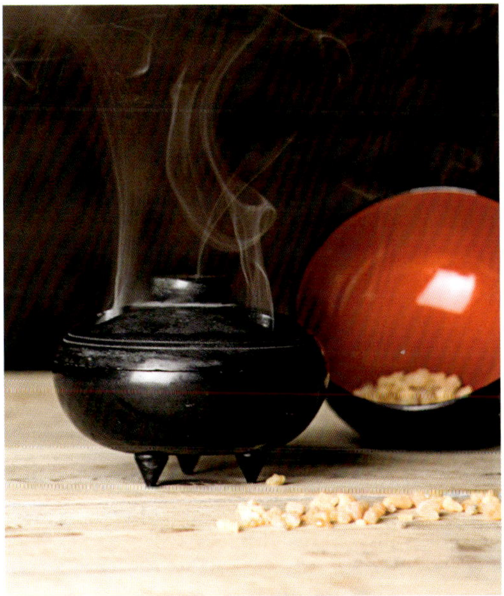



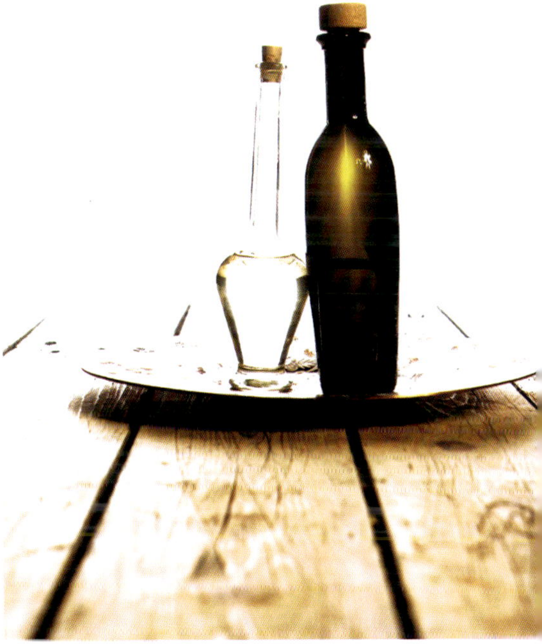

# Vorwort

## Ein Heilmittel macht Schlagzeilen

Weihrauch ist in aller Munde! Das Räucherharz, das man bei uns als festlichen Duft bei feierlichen Anlässen in der Kirche kennt, macht Schlagzeilen. Auslöser einer ungeahnten Welle der Aufmerksamkeit in der Öffentlichkeit, bei Forschern und Ärzten und einer zum Teil kontroversen Diskussion war eine TV-Sendung.

Inhalt der Berichterstattung waren die neuesten Ergebnisse klinischer Untersuchungen und laborchemischer Analysen eines Pflanzenpräparats, das nach einem alten ayurvedischen Verfahren aus dem Harz des indischen Weihrauchbaums gewonnen wird. Es soll außergewöhnliche Heilwirkungen bei Rheuma, chronischen Darmentzündungen und – sensationell – sogar bei bestimmten Hirntumoren entfalten. Patienten, die durch eine Therapie mit dem Weihrauchpräparat geheilt wurden, kommen zu Wort. Ein deutscher Wissenschaftler erläutert die von ihm gefundenen Wirkbestandteile, und ein Klinikarzt bestätigt anhand einer Reihe von Fallbeispielen die erstaunlichen Behandlungserfolge dieses Spezialextrakts.

Nach der Ausstrahlung erlebt die Redaktion einen bisher einzigartigen Ansturm. Die Telefon-Hotline des Senders ist vier Tage dauerbesetzt.

Auch beim Importeur des Weihrauchextraktes sind tagelang die Leitungen blockiert, in den nächsten Tagen und Wochen gehen 30.000 schriftliche Anfragen ein! War hier ein sensationelles Wundermittel entdeckt worden? Oder entpuppte sich das Ganze dann doch wieder, wie so häufig bei »Wunderpräparaten«, nur als Flop?

Um es gleich vorwegzunehmen: Die Berichte haben einen realistischen Hintergrund. Was am Pflanzenheilmittel Weihrauch wirklich dran ist, welche Erfolge damit bei bestimmten Krank-

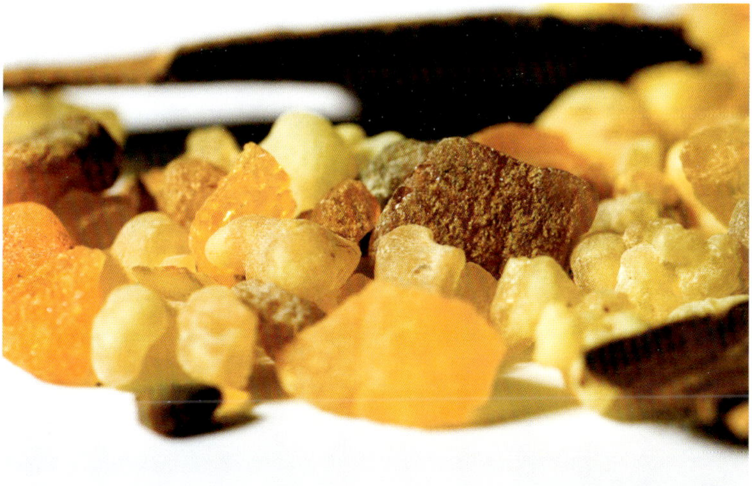

heiten zu erwarten sind, welche Präparate wirken und wie der derzeitige Stand der Forschung ist, darüber soll Ihnen dieses Buch allgemeinverständlich, aber doch fundiert und umfassend Auskunft geben. Wir wollen dabei auch der Frage nachgehen, welche Gemeinsamkeiten den unterschiedlichen Krankheiten zugrunde liegen, bei denen ein und das gleiche natürliche Medikament wirkt. Gibt es ein Geheimnis, wie der Weihrauch verarbeitet werden muss, damit seine Heilkräfte freigesetzt werden? Was hat es mit der altindischen Naturheilkunde des Ayurveda auf sich, und können wir von weiteren Erfolgsrezepten dieser uralten Heilkunst profitieren? Ich will versuchen, Ihnen auch hierzu einen lohnenden Einblick zu geben. Einige Anregungen und Tipps, wie Sie einfache Weihrauchzubereitungen als Hausmittel bei Alltagsbeschwerden einsetzen können, finden Sie in Kapitel 6.

*Dr. med. Ernst Schrott*

# Allerlei Wissenswertes, Kulturelles und Geschichtliches zum Weihrauch

## Was ist Weihrauch?

Weihrauch ist das eingetrocknete Balsamsekret der Boswellia-Bäume. Das Harz mit dem botanischen Namen Olibanum war bereits vor Jahrtausenden bekannt und hochgeschätzt.

Weihrauch ist das natürliche Harz von Balsambaumgewächsen. Die Familie dieser tropischen Baumpflanzen umfasst etwa 300 verschiedene Arten, die alle die gleiche Gemeinsamkeit aufweisen: Sie sondern in speziellen Exkretgängen der Rinde aromatische Balsame beziehungsweise Harze ab. Als Balsam bezeichnet man die flüssige Form eines Gemisches aus dem Harz und ätherischen Ölen. Verdunsten diese, so bleibt das festere Harz zurück. Der botanische Name des Weihrauchharzes, Olibanum, leitet sich aus dem Arabischen *luban = Milchsaft* her. Weitere Wortwurzeln findet man im griechischen *libanos*, im lateinischen *libanus* und im hebräischen *lebonah*, von *laban = weiß, glänzend*.

Das Besondere am Weihrauchbaum, was ihn so rar und gesucht macht, sind die extremen Wachstumsbedingungen, die er vorfinden muss: Er benötigt kalksteinhaltige Böden mit bestimmter mineralischer Zusammensetzung. Die bizarren Bäume mit ihren kleinen, gefiederten, lederartigen Blättern gedeihen deshalb in trockenen Regionen, bevorzugt auf Steinhalden. Sie stehen oft in Abständen von mehreren hundert Metern, da ihre langen Wurzeln oberflächlich die dürre Erde durchziehen, um das spärliche Regenwasser, das sich im trockenen Boden in geringer Tiefe sammelt, aufnehmen zu können. Der Weihrauchbaum verträgt keine

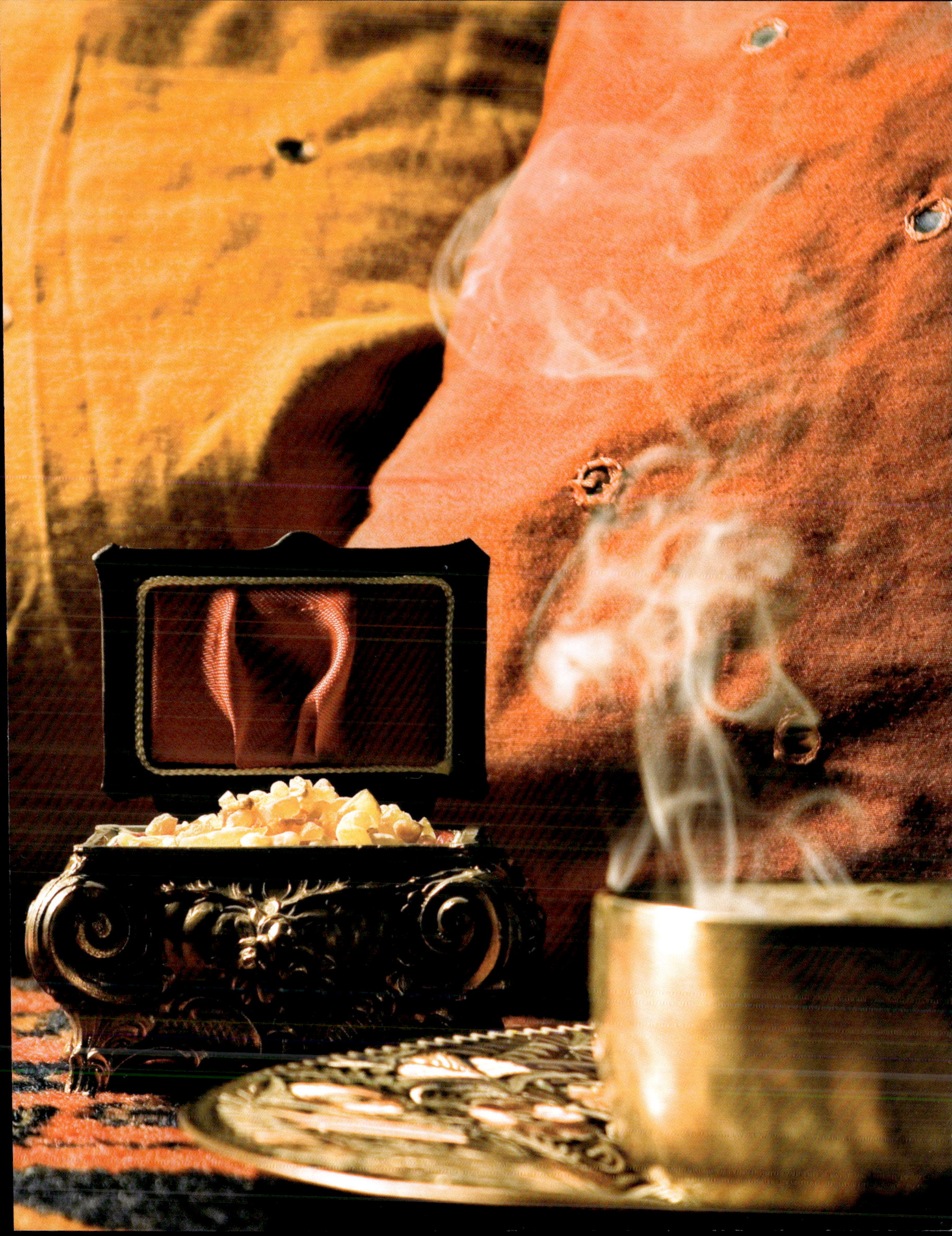

Feuchtigkeit. Die Niederschläge müssen bei weniger als zehn Zentimeter im Jahresmittel liegen.

Diese besonderen Bedingungen findet der außergewöhnliche, strauchartige Baum, der selten eine Höhe von sechs Metern erreicht, nur in drei Regionen, die bereits seit Jahrtausenden seine Hauptanbaugebiete sind:

- in Südarabien, dem heutigen Jemen und Oman, wo er nur entlang eines 15 Kilometer breiten Landstreifens, dem so genannten Weihrauchgürtel, gedeiht. Die Stammpflanze dort heißt **Boswellia sacra** nach dem Botaniker Johann Boswell aus Edinburgh;
- außerdem im Hinterland der ostafrikanischen Küste, im heutigen Somalia, der Heimat von **Boswellia carteri** (benannt nach dem englischen Schiffsarzt H. J. Carter);
- und schließlich in Ost-Indien, wo **Boswellia serrata** (lateinisch *serratus = gezackt, gezahnt*, wegen der gefiederten Form der Blätter) wächst.

## Kulturgebiete des Weihrauchs – früher ein Staatsgeheimnis

Weihrauch bildete früher die Grundlage für Reichtum und Macht und zählte zu den kostbarsten Gaben.

Die speziellen Bedürfnisse an Boden und Klima und seine hochgeschätzten Qualitäten als Duft- und Heilmittel gaben dem Weihrauchbaum bereits vor Jahrtausenden den Rang einer äußerst begehrten Kulturpflanze. Der genaue Standort galt in der Antike wegen der Exklusivität des Baumes allerdings als Staatsgeheimnis. Die begrenzten Kulturflächen bei gleichzeitig enormer Nachfrage sicherten den Anbauländern ihr marktbeherrschendes Monopol und somit Reichtum und Macht.

Versuche, die Stammpflanze außerhalb der etablierten Anbaugebiete anzusiedeln, schlugen fehl. Die wohl legendärste Reise zu diesem Zweck unternahm 1600 v. Chr. die ägyptische Pharaonin Hatschepsut – Tochter der Sonne, die erste Frau auf diesem mächtigen Thron. Ihr Weg führte sie nach Punt, dem damaligen ägyptischen Quellgebiet für Weihrauch und Myrrhe, das wahrscheinlich im Hinterland der ostafrikanischen Küste, in der heutigen äthiopischen Provinz Eritrea am Roten Meer, lag. Die aufwendige Expedition brachte neben voll gefüllten Ladungen der begehrten Duftharze auch Originalpflanzen mit. Die Bemühungen, sie auch im ägyptischen Stammland anzupflanzen, misslangen aber offensichtlich wegen unzureichender Bodenbedingungen.

## Die Gewinnung des Harzes

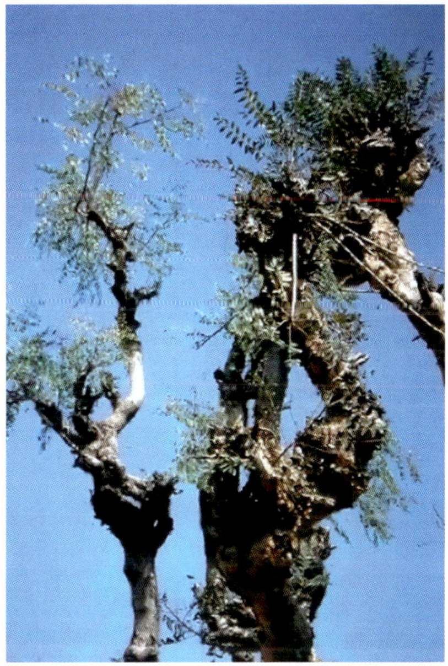

Im Gegensatz zu Bäumen und Sträuchern, die lediglich nach einer Verletzung der Rinde ein Wundharz absondern, um die offene Stelle zu verschließen, besitzt der Weihrauchbaum natürliche Sekretdrüsen, in denen sein aromatischer Balsam in winzigen Tröpfchen gebildet, gespeichert und ohne äußere Einwirkung über feine Harzkanäle ausgeschieden wird. Diese spontan produzierte Harzmenge ist aber relativ gering. Zur Zeit der Ernte – das sind in Somalia und in Südarabien die Monate März und April – werden die Stämme und Äste daher mit speziellen Schabemessern an vielen Stellen eingeschnitten. An diesen Ritzen sondert der Weihrauchbaum aus seinen Exkretbehältern reichlich weißlich-milchiges, klebriges Sekret ab, das an der Sonne trocknet. Das auf diese Weise gehärtete Harz wird dann mit einem spatelähnlichen Schaber abgekratzt und gesammelt.

Je nach Baumart, Erntezeit, Sonneneinstrahlung, Trockenzeit und Lagerung kommen auf diese Weise verschiedene Harzsorten mit unterschiedlichen Aromen und Qualitäten in den Handel. Die aromatisch bestechendste Sorte wird in Südarabien gewonnen und ist unter dem Namen Aden-Weihrauch bekannt. Die jüngsten (Wieder-)Entdeckungen des Weihrauchs als Heilpflanze in Deutschland beziehen sich allerdings ausschließlich auf die indische Stammpflanze Boswellia serrata, die in ihrer Heimat Sallai Guggul bezeichnet wird.

# Die Faszination eines Duftharzes

*»Der Weihrauch trifft Tiefenschichten im Menschen, die wir mit Worten nicht erreichen.«*

Diese Erkenntnis und die Wiedereinführung des aromatischen Räucherharzes als Medium für die Seele hat den Pfarrer einer fränkischen Kleinstadt fast berühmt gemacht. Er führt richtige Weihrauchmeditationen durch, die in seiner Gemeinde mit Begeisterung aufgenommen werden. Für jeden Zweck und Anlass kann der passionierte Sammler des edlen Harzes aus über sechzig Sorten, jede mit einer eigenen Duftnote, wählen. Er ist dabei nur einer der ganz wenigen in der christlichen Kirche, die den Weihrauch auch wegen seiner Seelenwirkung wertschätzen. Die Protestanten haben ihn als Räucherstoff für die Messe gänzlich abgeschafft, und auch in den katholischen Gottesdiensten hat er nur noch symbolische Aussagekraft: der emporsteigende Rauch als Sinnbild des aufsteigenden Gebetes nach Psalm 141 des Alten Testaments. Aber selbst in dieser Funktion mag ihn beileibe nicht jeder Kirchgänger. Bei einer Befragung von Katholiken, wie sie den Sinn und Gebrauch des Weihrauchs in der Messfeier finden, gehen die Meinungen von »finde ich gut« über »ist mir egal« bis »mag ich nicht, sollte man lassen« auseinander.

## Hochgeschätzt in der antiken Welt

Bei den antiken Völkern fand Weihrauch Verwendung als Duftmittel, für die Körperpflege und in unterschiedlichen Darreichungsformen als Heilmittel.

Ganz anders wurde der Weihrauch in früheren Zeiten geschätzt. Verfolgen wir seine jahrtausendelange Geschichte zurück, dann wird klar: Dieses Duftharz hat die Menschen fasziniert! Als Räuchermittel und Aromastoff eroberte es die antike Welt. Ob im alten Ägypten, bei den Babyloniern, Assyrern, Phöniziern oder Persern, bei den Israeliten oder den alten Griechen und Römern – sein spiritueller Wohlgeruch erfüllte Tempel, Kirchen und Synagogen und stimmte ein zu Gebet und innerer Sammlung.

Weihrauch galt außerdem als ein Statussymbol. Ihn im reichen Maße zu besitzen, verlieh Ansehen und Würde und war Ausdruck von Macht und Reichtum. Bei geselligen Anlässen, im Kreise von Freunden oder bei großen Versammlungen verströmte er Wohl-

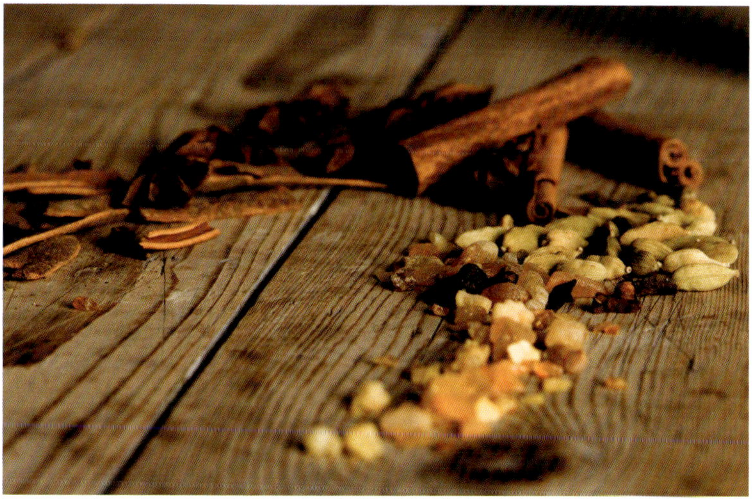

geruch und erfrischte und reinigte die Luft. Frauen wussten mit Weihrauchdämpfen ihre Fruchtbarkeit zu steigern und als Parfum, Puder oder Körperpflegemittel verführerisch auf das männliche Geschlecht zu wirken. Und schließlich fand Weihrauch vielfältigen Einsatz für medizinische und hygienische Zwecke, als Heilmittel in unterschiedlichster Verwendungsart: zum Räuchern und Desinfizieren, zur innerlichen und äußerlichen Anwendung gegen verschiedenste Krankheiten.

## Ein Hauch von Ewigkeit – Weihrauch im alten Ägypten

Unter den antiken Völkern nahm das Land der Pharaonen und Pyramiden eine herausragende Stellung ein: Es stach nicht nur wegen seiner hoch entwickelten Kultur hervor, sondern war auch ein Paradies der Düfte. Das Wissen um die Wirkungen von Gerüchen und die Kunst der Mischung wohlriechender Hölzer, Öle, Harze und Kräuter erlebte bei den alten Ägyptern eine später nie wieder erreichte Blüte. Bereits vor mehr als 6.000 Jahren wurden den Toten aromatische Balsame und Öle mit ins Grab gegeben. Noch Jahrtausende später verströmten diese ihr wunderbares Aroma, als Archäologen die Grabkammern öffneten.

Die berühmteste ägyptische Räuchermischung, die wertvollste Weihraucharten enthielt, war Kyphi. Ihr Wohlgeruch und ihre harmonisierende Wirkung müssen legendär gewesen sein.

> Der Duft von Weihrauch war für die alten Ägypter und andere antike Völker der göttliche Wohlgeruch schlechthin.

Der Gebrauch von Rauchwaren und Aromastoffen wurde in späteren Dynastien zu einer hohen Kunst weiterentwickelt. Einen großen Einfluss darauf hatten wahrscheinlich indische Händler, die etwa um 3.600 v. Chr. den Weihrauch und die Myrrhe nach Ägypten brachten. Seit dieser Zeit stand das Olibanumharz als Räucherwerk ganz im Mittelpunkt des kultischen Lebens.

Indiens vedische Hochkultur scheint überhaupt einen immensen Einfluss auf die Lebensart, den Zeitgeist und die Medizin der antiken Welt ausgeübt zu haben. Das spirituelle Wissen um die Geheimnisse des Heilens mit ausgewogenen Düften muss auch die Priester und Heilkundigen des damaligen Ägypten und anderer Völker überaus beeindruckt und ihr Können in der Zubereitung und Mischung wunderbarer und heilsamer Duftessenzen vertieft haben.

Der Duft von Weihrauch war für die alten Ägypter der göttliche Wohlgeruch schlechthin. Sein feierliches Aroma und sein wie zarter Schleier empor getragener Rauch bargen einen Hauch von Ewigkeit und eine besondere Nähe zum Göttlichen, eine Eigenschaft, die ihm auch andere Völker der antiken Welt zuschrieben. Der Name für den Weihrauch in der ägyptischen Sprache lautete daher übersetzt auch »der Göttlichmacher«. Seine balsamischen Düfte erfüllten die Tempel, begleiteten Gebete, Opferzeremonien und Begräbnisse, unterstrichen die Würde von Staatsakten und umwehten die feierliche Inthronisation des Pharaos.

## Festlicher Duft bei Versammlungen und Feiern

An den Wohlgerüchen des Weihrauchs erfreuten sich die alten Völkerschaften des Mittleren und Nahen Ostens auch bei ganz weltlichen Gelegenheiten: Sie räucherten zu Hause im Kreis der Familie und mit Freunden, bei geselligen Ereignissen, Hochzeitsfeiern oder bei Versammlungen. Die alten Griechen hatten daneben noch eine ganz besondere Einsatzmöglichkeit entdeckt: Sie nutzten den erfrischenden, belebenden und auch läuternden Geruch des Olibanumharzes zum Abmildern der am eigenen Leibe spürbaren und im Raume riech- und sichtbaren Folgen so genannter *Symposien*. Darunter verstand man damals nicht wie heute Expertentreffen von Wissenschaftlern, sondern Trinkgelage, die mit Weihrauchduft schließlich entsühnt wurden.

## Weihrauch, Gold und Myrrhe – wahrlich fürstliche Geschenke

In unserer christlich geprägten Kultur ist Weihrauch wohl jedem durch die Geschichte der drei Sternendeuter bekannt, die dem Jesuskind, in dem sie den neugeborenen König der Juden gefunden zu haben glaubten, Weihrauch und Myrrhe als Insignien der Königswürde darbringen. Diese Begebenheit hat, wie man weiß, zwar so nicht stattgefunden. Der Mythos von den Weisen aus dem Morgenland entstammt dem alt-persischen Mitraskult und wurde, wie andere auf Jesus projizierte Geschichten, später vom Christentum übernommen. Diese Legende zeigt aber, welche Wertschätzung das so außergewöhnlich duftende Harz des Boswellia-Baumes zur damaligen Zeit genoss. Es war eine Kostbarkeit, die man Herrschern und Königen zum Geschenk reichte.

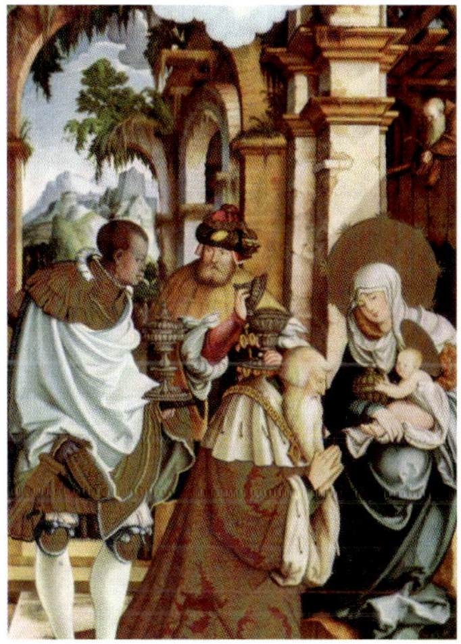

Dreikönigsbild des Meisters von Meßkirch, um 1538

## Die Weihrauchstraße

Weihrauch und Myrrhe waren bei unseren Vorfahren auch aus einem anderen Grund ausgesprochene Kostbarkeiten. Der Handel mit diesen edlen Duftharzen verschaffte Provinzen und Stadtstaaten im südlichen Arabien, dem damaligen wie heutigen Hauptkulturgebiet des Weihrauchbaums, einen sagenhaften Wohlstand und damit auch Macht. Seine Blütezeit erlebte der Weihrauch-handel unter der Herrschaft der Sabäer (1100 v. Chr. bis 575 n. Chr.), deren Herrschaftsbereich bis ins nördliche Arabien reichte und die dadurch einen bedeutenden Teil des damaligen Welthandels kontrollierten.

Ein Zentrum der Weihrauchproduktion war Dhofar, das im heutigen Oman am Südzipfel der arabischen Halbinsel liegt. Von dort aus wurde das kostbare Gut in mühevollen und oft monatelangen Kamelkarawanen entlang der so genannten Weihrauchstraße über eine Strecke von 3.500 Kilometer nach Norden in Richtung Mittelmeer transportiert. Das trieb den Preis hoch! Ein Pfund der billigsten Sorte Weihrauch kostete einen Arbeiter im ägyptischen Alexandrien einen ganzen Wochenlohn. Denn der Transport zu Lande war nicht nur beschwerlich, sondern auch gefährlich: Wegelagerer, Räuber und Plünderer trieben ihr Unwesen, und eine Reihe von Provinzen erhoben Zölle und Mautgebühren auf den meist streng reglementierten Routen. Ein Abweichen vom vorgeschriebenen Weg wurde mitunter mit der Todesstrafe geahndet.

Der arabische Aden-Weihrauch gilt bis heute als das aromatischste Duftharz und wird in die ganze Welt exportiert.

Auf dem Schiffswege wurde der arabische Weihrauch bis nach Indien ausgeführt, da dessen heimischer Weihrauchbaum nicht die aromatischen Qualitäten des arabischen Harzes hervorbrachte. Wie Sie auf den nächsten Seiten erfahren werden, unterscheidet sich die indische Pflanze mit dem botanischen Namen Boswellia serrata nicht nur in den Duftstoffen von seinem arabischen Verwandten, sondern auch in wichtigen Wirkbestandteilen. Doch zurück zur Geschichte des Weihrauchhandels.

Über die Weihrauchstraße gelangte das wertvolle Olebanumharz vom Süden Arabiens nach Osten und Norden, in alle Länder des Mittleren und Nahen Ostens und des Mittelmeerraumes, und wurde so zu einem festen Bestandteil des damaligen religiösen, aber auch weltlichen Lebens. Es diente als Duftstoff und der Hygiene und war ein beliebtes Heilmittel, das Ärzte in Pulver, Salben, Pflaster oder Klistiere verarbeiteten.

## Weihrauch als Heilmittel

Wegen seiner überaus beliebten Verwendung und seines breiten Wirkspektrums sind uns zahlreiche Anwendungsmöglichkeiten des Weihrauchs durch die bekanntesten Ärzte der damaligen Zeit überliefert. So wird ein Gemisch aus zerstampftem Weihrauch und Honig im ältesten ägyptischen Schriftstück, dem Papyrus Ebers (16. Jahrhundert v. Chr.), einem Handbuch für praktische Ärzte, als Heilmittel genannt. Dieses Rezept hat sich bis ins 20. Jahrhundert bei den Ägypterinnen als Kaumittel für frischen Atem erhalten. Im frühmittelalterlichen Persien (um 1100) setzten die

Heilkundigen Olibanum gegen Sommersprossen, Pockennarben und Tollwut ein. Arabische Ärzte kannten über 80 Zubereitungen gegen Hautkrankheiten, wie Wundrose, empfahlen Weihrauchdampfanwendungen bei Schnupfen oder verordneten das Harz als Anti-Brechmittel und gegen übermäßigen Blutfluss. Im alten China wurden mit Olibanumzubereitungen vor allem Hautleiden, darunter die Lepra, behandelt.

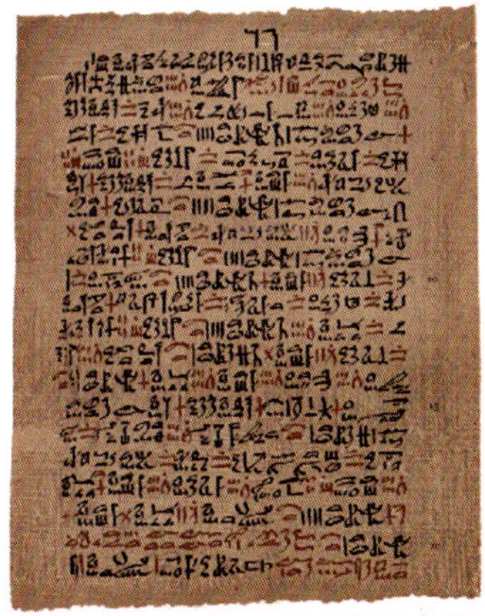

Abschnitt des Papyrus Ebers

## Weihrauch bei Hippokrates

Hippokrates, Celsus, Galen oder Dioskurides waren in der griechisch-römischen Antike die namhaftesten und auch richtungsweisenden Ärzte ihrer Zeit. Auch sie setzten Weihrauchharz und -rinde in allen Variationen ein: als Salbenzubereitung bei Brandwunden und Frostbeulen, bei Schuppenflechte oder Warzen oder als Pulver zum Reinigen und Desinfizieren von Wunden und zur Blutstillung. Spezielle Einläufe mit Weihrauchbeimischungen wurden bei Verstopfung verordnet, Inhalationen mit dem Rauch besserten Bronchitis, Gurgelwasser half bei Mandelentzündung, und Umschläge linderten Leibschmerzen. Innerlich angewendet, trieb der Weihrauch – schenkt man den alten Berichten Glauben – Band- und Spulwürmer ab und stoppte Durchfall.

## Übereinstimmende Heilanzeigen

Ungeachtet der unterschiedlichen Zeitepochen und geografischen Entfernungen kamen die Ärzte zu bestimmten übereinstimmenden Heilanzeigen des Weihrauchs. Immer wieder genannt wurden die Blutstillung, katarrhalische Krankheiten, Bronchitis, Magen-Darm-Störungen, Infektionskrankheiten, Verletzungen und die Gicht, mit der nach damaliger Terminologie rheumatische Krankheiten gemeint sein könnten, die sich mit Gelenkschwellungen äußern. Einige dieser Anwendungsbereiche decken sich mit heutigen Beobachtungen (siehe Seite 40 ff.).

Es ist auffallend, dass der Weihrauch von diesen Ärzten auch bei einer Vielzahl von gutartigen und bösartigen Tumorgeschwulsten als innerliches und äußerliches Heilmittel eingesetzt wurde.

### Duftplätzchen der Hildegard von Bingen

Wenden wir uns nun mehr den heimischen Regionen zu. Auch hier sind Heilanwendungen von Weihrauch dokumentiert. Originell ist ein Rezept der bis heute populärsten Heilkundigen des Mittelalters, der Äbtissin Hildegard von Bingen (1098-1179). Für überanstrengte Augen und als »Hirnmittel« empfahl sie Duftplätzchen aus Weihrauch und Feinmehl (Semmelmehl), die vorschriftsmäßig zubereitet und an der Sonne getrocknet werden mussten:

*»Hernach halte dir diese Törtchen oft unter die Nase, und deren Duft macht dich stark und klärt deine Augen und füllt dein Gehirn auf ...«* Dem Dampf des weißen Weihrauchs schrieb sie eine besonders klärende Wirkung auf Gehör und Gehirn zu: *»Denn der kalorische Rauch des weißen Weihrauchs, der reiner ist als der Rauch von anderem Weihrauch ... verscheucht den üblen Qualm, der das Gehirn und das Gehör eines Menschen auslöscht.«*

### Von Paracelsus bis in die Gegenwart

Das Wissen um die therapeutischen Wirkungen des wertvollen Harzes wurde bis ins Hochmittelalter weitergegeben. Weihrauch wurde dabei oft bei ganz ähnlichen Indikationen verordnet, wie ihn die Ärzte der antiken Welt gebrauchten. Auch der große Arzt des Mittelalters, Theophrastus von Hohenheim (1493-1541), der vehement eine ganzheitliche Medizin vertrat und unter dem Namen Paracelsus einige Berühmtheit erlangt hat, verwendete ihn als Heilmittel. Weihrauchhaltige Elixiere gab es sogar noch um die Jahrhundertwende in der Apotheke.

Rudolf Steiner, der Begründer der anthroposofischen Lebens- und Heilkunde, schenkte dem Weihrauch ebenfalls große Beachtung.

## Weihrauch als Räuchermittel heute

Das Räuchern zur Desinfektion und zur Reinigung der Luft ist bis heute eine der wichtigsten Anwendungen des Weihrauchs, vor allem in den südarabischen Herkunftsgebieten, aber auch im

Nahen und Mittleren Osten und in manchen afrikanischen und asiatischen Ländern. Der Rauch des Olibanumharzes vertreibt Moskitos und gilt daher als ein bewährter Schutz vor Malaria.

Ein persischer Taxifahrer erzählte mir, dass er jedes Jahr, wenn er vom Besuch in seiner Heimat nach Deutschland zurückkehrt, ein Kilogramm Weihrauch mitbringt – als Geschenk für Freunde und für den Hausgebrauch. Einige Körner auf der heißen Herdplatte verströmten einen erfrischenden und reinigenden Duft.

Im Iran würde man heute noch in jedem Haushalt mit dem *Esfpand* – einer Weihrauchmischung – in Schalen räuchern, als Schutz gegen Infektionskrankheiten, bei geselligen Anlässen zur Ehre der Gäste, aber auch, um ungute Schwingungen zu neutralisieren. In manchen Dörfern wird der Esfpand in kleine, perlengroße Kapseln gefüllt, die zu einer Art Hängegirlande aufgefädelt und über Eingangstüren gehängt werden, um das Böse (»böser Blick«, Neid und Missgunst) fernzuhalten. Im persischen Volksmund erzählt man sich übrigens, dass das Inhalieren und Riechen von Weihrauch die Intelligenz um das Zehnfache erhöhen soll.

Weihrauch gilt in arabischen Ländern heute noch als reinigendes Duftmittel. Am persischen Neujahrsfest findet man unter verschiedenen Gaben auch Weihrauch. Dieser Brauch reicht bis in die Zeit des altiranischen Religionsstifters Zarathustra zurück.

## Pheromone – Kommunikation durch Duftstoffe

So manche segensreiche Wirkung des Weihrauchs und anderer Duftpflanzen, die im Altertum verwendet wurden und heute in der Aromatherapie wieder starken Zuspruch finden, können wir mit einer überraschenden Entdeckung der medizinischen Wissenschaft erklären: den Pheromonen.

Aus der Tier- und Pflanzenwelt weiß man seit Längerem, dass eine Verständigung über gewisse Duftsignalstoffe stattfindet und dass Tiere dafür ein spezielles Wahrnehmungsorgan, das so genannte Jacobson'sche Organ in der Nasenhöhle, besitzen. Da dieses beim Menschen jedoch verkümmert ist, zweifelten Wissenschaftler bislang daran, dass eine Kommunikation durch Geruchsstoffe auch beim Menschen möglich ist. Neuere Forschungen kommen nun zu einem anderen Ergebnis: Spezielle Geruchshormone, die Pheromone, entscheiden darüber, ob wir jemanden »riechen« können oder nicht, welchen Partner wir anziehend, sympathisch

Wie Düfte ihre Tiefenwirkung entfalten: Pheromone sind spezielle Geruchshormone, die uns subtile Botschaften übermitteln.

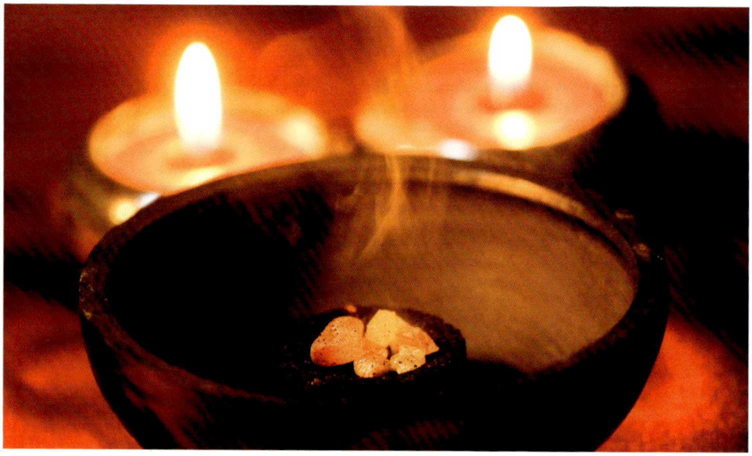

Aromastoffe schaffen Atmosphäre und harmonisieren auf ihre spezifische Weise

oder erotisch finden und in welcher Umgebung wir uns wohl oder unbehaglich fühlen. Diese Geruchshormone werden auch als die Ursache dafür angesehen, dass beispielsweise Frauen einer Wohngemeinschaft ihren Monatszyklus einander anpassen. Pheromone sind genetisch festgelegt. Je näher wir miteinander verwandt sind, umso vertrauter und verbindender wirken die Geruchssignale. Wir haben gewissermaßen unseren eigenen »Familiengeruch«. Diese spezifischen Wirkstoffe helfen uns, miteinander zu kommunizieren, indem sie uns subtile Botschaften über das Wesen, die Stimmung und Verfassung unseres Gegenübers mitteilen.

### Duftstoffe harmonisieren

Gibt es Kommunikationsprobleme, können diese mitunter zu heftigen emotionalen Auseinandersetzungen führen. Was davon zurückbleibt, ist die sprichwörtliche »dicke Luft«. Damit nehmen wir unbewusst die massiv freigesetzten Pheromone der aneinandergeratenen »Hitzköpfe« wahr. Auf die gleiche Weise können Angst, Sorgen oder Schwermut die Atmosphäre belasten und die Stimmung der Anwesenden drücken. Weihrauch, Aromaöle und Dufthölzer scheinen diese feinen Rauminformationen zu neutralisieren. Antipathien, Spannungen, negative Gefühle werden durch Aromasubstanzen aufgelöst oder wenigstens gemildert.

Die Menschen alter Kulturen kannten sicherlich kein wissenschaftliches Erklärungsmodell für die positiven Auswirkungen von Wohlgerüchen, aber sie hatten das unschlagbare Mittel der Beobachtung. Wer will, kann es heutzutage wieder nachvollziehen: Räucherstäbchen mit Sandelholz, Weihrauchkörner oder Lavendelduft – Aromastoffe schaffen Atmosphäre und harmonisieren auf ihre spezifische Weise die Umgebung. Sie berühren uns auch tief im Inneren, in der Seele. Der Riechsinn ist der älteste Wahrnehmungssinn, und Düfte erreichen damit eine der ältesten Gehirnstrukturen, das limbische System, in dem Sinneserfahrungen mit Erinnerungen und Gefühlen in Beziehung gesetzt werden und grundlegende körperliche Heilreaktionen hervorrufen.

## Eine Legende meldet sich zurück

Es ist vielleicht kein Zufall, dass ausgerechnet der Weihrauch, die Symbolpflanze der Antike mit seiner herausragenden Bedeutung in der alten Medizin, der Religion und des gesellschaftlichen Lebens, sich im Hightech-Zeitalter einer mit modernsten Apparaturen ausgestatteten Medizin zurückmeldet.

Vor allem als Heilmittel ist der Weihrauchextrakt fast in Vergessenheit geraten. Selbst in vielen Kräuterbüchern der westlichen Naturheilkunde, von denen man doch annehmen müsste, dass sie Bewährtes bewahren, fand das Harz keine Erwähnung mehr. Heute, wo sich Ost und West, Morgenland und Abendland begegnen, wo sich uralte Medizinsysteme Asiens – Ayurveda, chinesische Heilverfahren, japanische Körpertherapien oder Pflanzenpräparate der traditionellen Heilkunde Tibets – mitten in der Hochburg der modernen Gerätemedizin behaupten können, wird Weihrauch, die sagenhafte Duft- und Heilpflanze des Altertums en vogue, wieder gesellschaftsfähig, zumindest als Heilmittel.

# Weihrauch und Ayurveda

## Die Wiederentdeckung eines alten Heilmittels

Die abenteuerliche Geschichte der Wiederentdeckung des Weihrauchs als Heilmittel gegen Rheuma, chronische Darmentzündungen, bestimmte Tumore des Gehirns und möglicherweise noch andere Krankheiten begann in Deutschland im Jahr 1983. Dr. med. Rainer Etzel war zu diesem Zeitpunkt noch ein junger Arzt, der nach seinem Studium und am Ende einer klinischen Ausbildung feststellen musste, dass er sein medizinisches Können wohl auf einer soliden wissenschaftlichen Grundlage aufbauen konnte. Mit den Möglichkeiten der modernen Medizin alleine sah er sich aber chronischen Krankheiten wie beispielsweise Rheuma hilflos gegenüber und war daher auf der Suche nach Alternativen. Sein persönliches Interesse für die alten Heilkünste Asiens führte ihn schließlich nach Indien, der Heimat eines ganzheitlichen Medizinsystems – des Ayurveda.

### Ayurveda – die Wissenschaft vom Leben

Ayurveda heißt übersetzt »Wissen (oder Wissenschaft) vom langen und gesunden Leben«. Er gilt nicht nur als die älteste und bis heute praktizierte Naturheilkunde der Welt, sondern hatte in seiner Blütezeit fast alle östlichen und abendländischen Medizinsysteme maßgeblich beeinflusst. Dieses ursprünglich ganzheitliche Heilsystem erhielt daher auch den Beinamen »Mutter der Medizin«. So soll Hippokrates, den wir als einen der antiken Ärzte genannt haben, die auch den Weihrauch als Heilmittel intensiv einsetzten, ein Kenner und Anhänger des Ayurveda gewesen sein. Die chinesische wie die tibetische Medizin wurden ebenso wie die Medizin des alten Ägypten oder auch Persiens maßgeblich durch Ayurveda befruchtet.

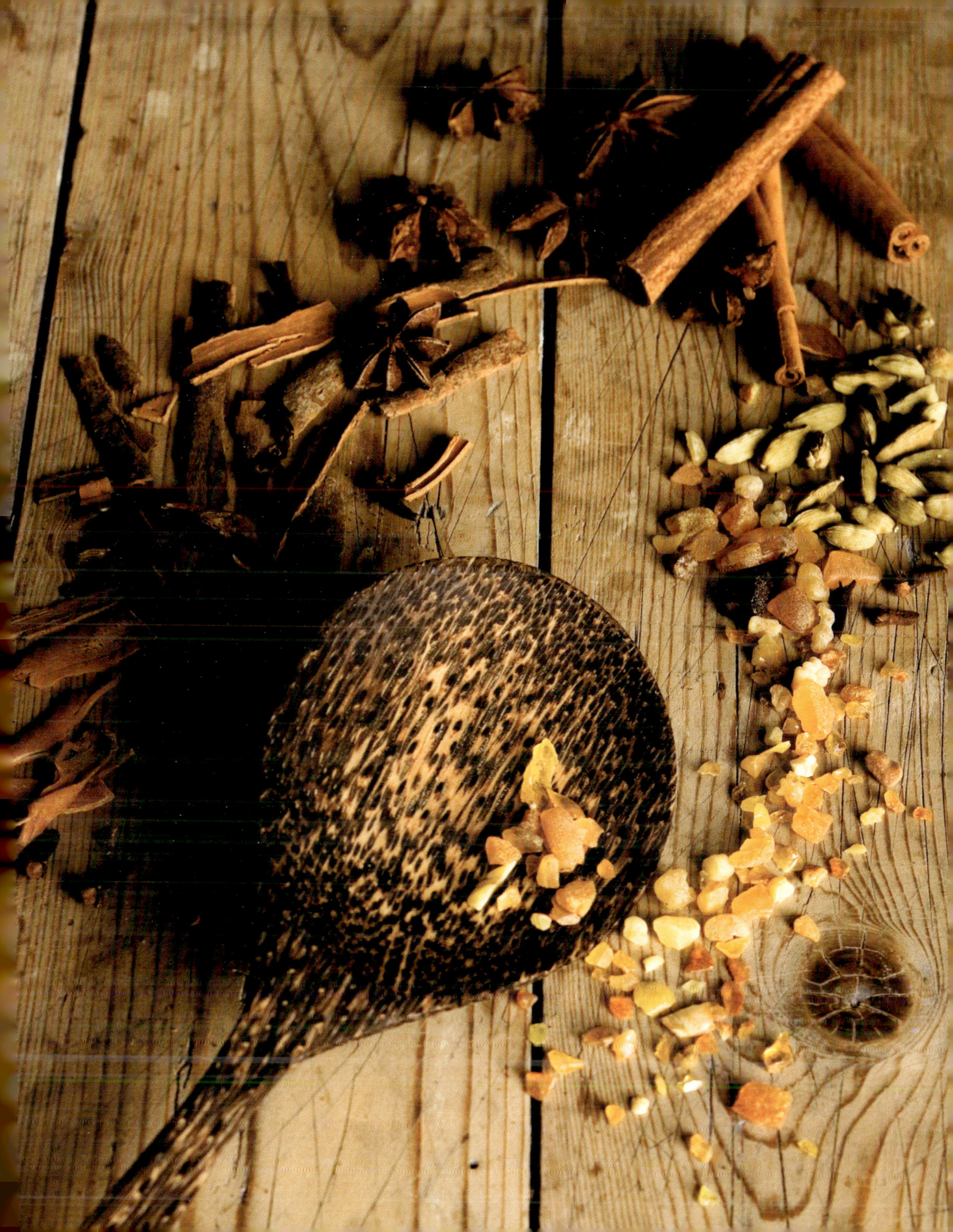

## Natürlicher Kräutergarten Indien

Vor diesem Hintergrund konnte ein junger westlicher Schul-mediziner einiges erwarten. Vor allem Ayurvedas gerühmter Schatz an Pflanzenpräparaten erschloss vielfältige Möglichkeiten.

Der indische Subkontinent gliedert sich in unterschiedliche klimatische Gebiete: Er erstreckt sich von tropischen Zonen bis in karge Bergregionen. Die oft noch unberührte Natur gleicht einem natürlichen Kräutergarten. An entlegensten Orten, in abgeschiedenen Wäldern und auf den hochgelegenen Ebenen des Himalaja wachsen auch heute noch wertvolle und seltene Heilkräuter. Auch der anspruchsvolle Weihrauchbaum findet im trockenen Hügelland vor allem im Osten Indiens ideale Wachstumsbedingungen.

## Bücher des Wissens

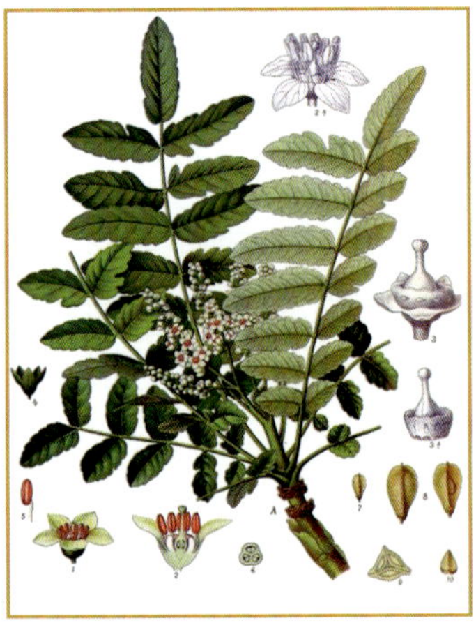

Viele der auch heutzutage nach ayurvedischer Kunst verarbeiteten Pflanzen und ihre Heilwirkungen wurden bereits vor Jahrtausenden in den alten medizinischen Textbüchern, den Samhitas, beschrieben. Diese in Sanskrit verfassten »Bücher des Wissens« – es gibt für die ayurvedische Medizin insgesamt sechs Standardwerke – bilden neben der mündlichen Überlieferung und der Ausbildung an den ayurvedischen Universitäten noch heute die Behandlungsgrundlage der ayurvedischen Ärzte.

Andererseits ist es leider eine Tatsache, dass über die lange Zeit viel vom ursprünglichen Wissen des Ayurveda und damit von seinen Möglichkeiten verlorenging. Das gilt auch für die Kräutermedizin.

**Eigenschaften und Wirkungen von Weihrauch** nach dem ayurvedischen Sanskrittext Bhavaprakasha Nigantu

शल्लकी गजभक्ष्या च सुवहा सुरभी रसा।
महेरुणा कुन्दुरुकी वल्लकी च बहुस्रवा॥ २२॥
शल्लकी तुवरा शीता पित्तश्लेष्मातिसारजित्।
रक्तपित्तव्रणहरी पुष्टिकृत्समुदीरिता॥ २३॥

Sutra 22
Shallaki ist Nahrung der Elefanten und der reichlich fließende, wohlduftende Nährsaft des Weihrauchbaumes.
Dieser entlässt (produziert) sein Harz, reichlich fließend, einen (heil)kräftigen Saft.

Sutra 23
Shallaki ist adstringent und kühlend und heilt schleimig-entzündlichen Durchfall, im erweiterten Sinne auch andere Entzündungskrankheiten der Schleimhäute wie Bronchitis, Arthritis oder Weißfluss, die mit einem Übermaß von pitta (Entzündung) und shlesma (Schleim, Ödem) einhergehen.
Sie heilt Blutungen (auch entzündliche Störungen des Blutes) und Wunden, regt an, bringt heraus und nach oben (fördert das Abhusten), stärkt die Stimme und baut körperlich und seelisch auf.

Abbildung: Die Eigenschaften und Wirkungen von Shallaki, dem indischen Weihrauchbaum, in dem im 14. Jahrhundert verfassten ayurvedischen Text Bhavaprakasha Nigantu; Hrsg.: Pandita Vishvanathadvivedi Shastri, Motilal Banarsidas, Delhi 1977, S. 342. Übersetzung mit Unterstützung von Priv.Doz. Dr. habil. Martin Mittwede.
Die gewählte Übersetzung gibt die grundlegenden und einfachen Informationen wieder, die im Text enthalten sind, kann aber in Verbindung mit medizinischem Wissen erweitert werden, wie an einigen Stellen in Klammern angedeutet. Shallaki, der gängige Name für Boswellia serrata, ist femininum..

## Ein Glücksgriff in den Kräuterschatz der ayurvedischen Medizin

Shallaki, der Spezialextrakt aus dem Harz des indischen Weihrauchbaums, entpuppte sich als wahrer Schatz unter den ayurvedischen pflanzlichen Heilmitteln.

Dem deutschen Arzt Dr. Rainer Etzel stellte sich bei seiner Suche nach neuen Heilmitteln daher auch die Frage, welche Präparate er für seine ärztliche Tätigkeit mit in den Westen nehmen konnte. Sie mussten die hohen westlichen Qualitätsstandards erfüllen und sollten natürlich auch wirksam sein. Dabei hatte er offensichtlich eine glückliche Hand! Unter den ausgesuchten Pflanzenzubereitungen, die er mit nach Hause brachte, befand sich eine wahre Perle aus dem Schatz der ayurvedischen Pflanzenmedizin: ein Spezialextrakt aus dem Harz des indischen Weihrauchbaums, der von einer einzigen Arzneimittelfirma in Indien nach ganz bestimmten alten ayurvedischen Vorschriften hergestellt wird. Es trug den Namen *Shallaki*, die Sanskritbezeichnung für das Harz der indischen Weihrauchstammpflanze Boswellia serrata. Im Zuge der Zulassungsbemühungen als apothekenfähiges Arzneimittel wurde das Harzpräparat im Westen später mit dem Namen H15 GUFIC[1] benannt.

### In Indien ein Mauerblümchen

Das Merkwürdige an diesem Fund war, dass dieses Präparat in Indien selbst eigentlich ein Mauerblümchen war und als Heilmittel für rheumatische Entzündungen vor seiner wissenschaftlichen Entdeckung im Westen nur vergleichsweise wenig eingesetzt wurde.

Ein Grund dafür war sicherlich, dass viele Inder den Westen seit dem Ende der Besatzung durch die Briten als Leitbild einer modernen Gesellschaft sehen. Man ist beeindruckt vom technischen Fortschritt der westlichen Industrienationen und den Errungenschaften der Naturwissenschaften und Medizin. Und obwohl immer noch 70 Prozent der indischen Bevölkerung nach den überlieferten ayurvedischen Heilmethoden behandelt werden, vertraute man bis vor Kurzem bei schweren und chronischen Krankheiten eher den als

1 Der hier im Buch genannte Spezialextrakt „H15 GUFIC Tabletten“ ist nicht identisch mit einem in Österreich hergestellten Mittel mit dem Namen „Weihrauchtabletten H15 Gall“

fortschrittlich geltenden Medikamenten der westlichen Medizin als den einheimischen Produkten. Der Ayurveda hatte nicht nur an Wissen, sondern auch an Image verloren.

## Neubelebung des Ayurveda

Zu Beginn des 20. Jahrhunderts erkannten viele im Ayurveda ausgebildete Ärzte diese Situation. Es war offensichtlich, dass die alte indische Medizin trotz ihres bedeutenden Heilwissens nicht mehr ihre vollen Möglichkeiten nutzte. Zwar gab es Erneuerungsbestrebungen, die von der indischen Regierung unterstützt wurden. Diese Bemühungen führten in erster Linie zu wissenschaftlichen Untersuchungen, die die eigentliche Substanz und das Potenzial dieses uralten Naturheilsystems aber nicht wirklich freilegen konnten. Zu einem echten Durchbruch kam es erst Mitte der Achtzigerjahre. Unter der Führung und Initiative des vedischen Gelehrten Maharishi Mahesh Yogi begannen die besten Ayurveda-Experten des Landes, zusammen mit westlichen Wissenschaftlern und Ärzten das ursprüngliche Wissen der traditionellen vedischen Heilkunst zu erschließen. Die wichtigste Aufgabe dabei war, wertvolle Therapien, die in Vergessenheit geraten oder verändert worden waren, neu zu beleben, die universell gültigen Heilgesetze des Ayurveda in eine zeitgemäße Sprache zu übersetzen und heutige naturwissenschaftliche und medizinische Erkenntnisse zu integrieren. So entstand unter dem Namen »Maharishi-Ayur-Veda« eine moderne Ganzheitsmedizin, die sich in wenigen Jahren weltweit verbreitete.

Der »Maharishi-Ayur-Veda« wurde vom Verband der ayurvedischen Ärzte Indiens zur authentischen und vollständigsten Version der uralten ayurvedischen Heilkunde erklärt.

## Rückbesinnung auf eigene Kultur und Medizin

Seit dieser Initiative ist in Indien eine Rückbesinnung auf die alten kulturellen Werte und vor allem auf die Möglichkeiten der eigenen traditionellen Medizin zu beobachten, die von den Regierungen verschiedener Bundesstaaten mitgetragen und gefördert wird. Dazu muss man wissen, dass Indien auf eine große kulturelle Vergangenheit zurückblicken kann, auf die die Menschen besonders stolz sind: die vedische Hochkultur. Diese Epoche war wahrscheinlich vor mehr als 7.000 Jahren. Nach den Überlieferungen

Die Vedische Hochkultur gilt als eine Blütezeit der Wissenschaften. Das berühmteste Epos der Inder, das Ramayana, besingt die große Spiritualität und das umfassende Wissen dieser Epoche.

war die vedische Kultur eine Blütezeit der Wissenschaften, der edlen Künste und der Medizin, eine Epoche, in der sich die Menschen großer Gesundheit in einer fruchtbaren Natur und einer glücklichen Gesellschaft erfreut haben sollen. In dieser Ära hat der Ayurveda, sein großes Wissen von Heilkräutern, seine vielen anderen Heilansätze und natürlich seine gesunde Ernährung, seine Wurzeln.

## Östliche Weisheit und westliche Wissenschaft

Nach dem, was uns die uralten Sanskrittexte vermitteln, wurden universelle Gesetzmäßigkeiten des Lebens von Natur und Kosmos von den Rishis, den Sehern und Weisen der vedischen Zeit, im eigenen Bewusstsein »geschaut« und vor dem Hintergrund dieser inneren Erkenntnisse gelehrt. Dies hat das Denken einer ganzen Kulturepoche geleitet, und es ist anzunehmen, dass die vedische Weisheitstradition auf die Länder und Kulturen des alten China, Mesopotamiens, Ägyptens, Griechenlands und Persiens einen großen Einfluss hatte.

Viele Inder, vor allem die Repräsentanten alter vedischer Familientraditionen, stehen den modernen Einflüssen aus dem Westen mit zwiespältigen Gefühlen gegenüber. Die Welle der Neubelebung des eigenen Wissens- und Kulturgutes, der angestammten Medizin und anderer vedischer Wissenschaftszweige findet aus diesem Grund in vielen Herzen große Zustimmung. Dazu trägt paradoxerweise die westliche Wissenschaft wesentlich bei. Denn die wachsende Anzahl an Forschungsarbeiten über ayurvedische Heilmethoden und Pflanzenpräparate hat wieder zu einer neuen Wertschätzung der eigenen Wissensquellen geführt.

Der Prophet im eigenen Lande gilt bekanntlich oft lange nichts, bis ihn sein guter Ruf aus der Ferne schließlich nach Hause führt. So erging es auch unserem Mauerblümchen, dem speziellen Weihrauchextrakt H15 GUFIC. Nachdem es sich als so wirksam gegen verschiedene Krankheiten erwiesen hatte und nachdem deutsche Wissenschaftler die pharmakologischen Wirkmechanismen aufgedeckt hatten, ist es nun auch in Indien anerkannt und gefragt.

## Beginn der Forschung in Deutschland

Wie kam es dazu? Nachdem Dr. Rainer Etzel mit dem Weihrauchextrakt nach Deutschland zurückgekehrt war, stellte er bei individuellen Behandlungen an zum Teil schwerkranken Rheumapatienten fest, dass das Baumharz erstaunlich wirkte. Nicht immer, aber wenn, dann sehr gut und – wie aus Indien bereits bekannt war – praktisch ohne schädliche Nebenwirkung.

Der weitere Weg von der systematischen Erforschung des Pflanzenpräparats bis zu seiner medizinischen Anerkennung war Privatinitiative und äußerst beschwerlich und steinig. Vor dem wissenschaftlichen Durchbruch waren jahrelange zähe und zeitweise aussichtslos erscheinende Bemühungen gegenüber etablierten Meinungen, Vorurteilen, Ablehnung und Hindernissen durch Interessengruppen zu bestehen und Kostenengpässe zu überwinden. Weihrauch galt als ein »antikes Mittel«, war überall in Europa irgendwie noch latent bekannt, auch in manchen Heilpräparaten noch ein Bestandteil, zeigte aber – im Gegensatz zu den alten Berichten aus der antiken Medizin – wenig überzeugende Wirkungen. Es galt also, hier eine Art Neuentdeckung zu leisten und überzeugende und wissenschaftlich anerkannte Heilergebnisse vorzuweisen.

Bevor ein Präparat als Medikament nach dem Arzneimittelgesetz zugelassen wird, müssen in der Produktentwicklung und -prüfung sehr klare Vorgaben erfüllt werden. Der Weihrauchextrakt H15 GUFIC bestand die Prüfungen.

Die erste Station war die Universität München. Dort erprobten Rheumaspezialisten H15 GUFIC an zunächst 15 Kindern, die an der juvenilen chronischen Polyarthritis erkrankt waren, einer sehr schwer zu therapierenden, chronisch verlaufenden Rheumaform. Bei einigen der jungen Patienten zeigte das Weihrauchpräparat sehr überzeugende Wirkung. Schmerzen, Schwellungen und Entzündungen gingen nachweisbar zurück. Eine weitere Pilotstudie an der Rheumaeinheit der Universitätsklinik folgte, diesmal an Erwachsenen, die seit Jahren an chronisch entzündlichem Rheuma litten und bisher ohne Erfolg behandelt wurden. Und auch hier waren die Ergebnisse nach Meinung der Wissenschaftler derart ermutigend, dass der nächste Schritt folgen konnte.

Nachdem der Weihrauchextrakt H15 GUFIC auch einen »Placebo-Test« bestanden hatte, wurden die entzündungs hemmenden, schmerzstillenden und abschwellenden Effekte mit einem speziellen Goldpräparat, das als Basismittel in der Rheumatologie gegen rheumatische Gelenkentzündungen gilt, verglichen. Diese Prüfungen wurden vor dem Hintergrund durchgeführt, H15 GUFIC als Heilmittel nach dem gültigen Arzneimittelgesetz zuzulassen und es somit allen Ärzten und Patienten als Rheumamittel zur Verfügung zu stellen.

## Der Wendepunkt: Ein entscheidender Wirkmechanismus wird entdeckt

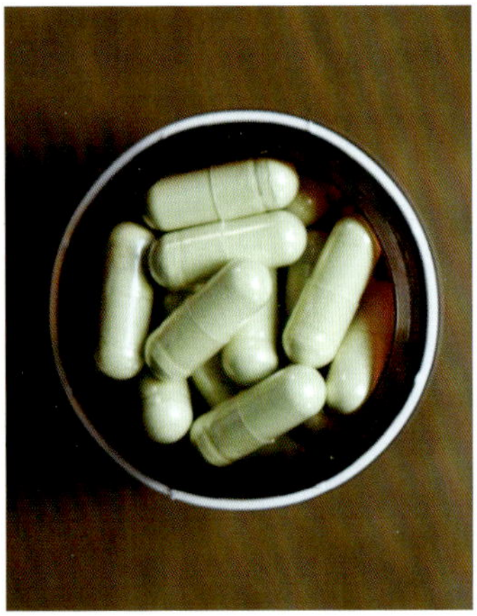

In dieser Phase wurde der Weihrauchextrakt trotz seiner offensichtlichen Heilwirkungen von vielen Rheumatologen mehr oder weniger nur belächelt. Es war wie immer mit neuen Entdeckungen: zuerst werden sie ignoriert, dann belächelt, später bekämpft und schließlich als eine eigene Erfindung anerkannt. Unter der Hand setzten manche Ärzte H15 GUFIC zwar schon ein, viel Notiz nahm man davon in der Ärzteschaft bis zu diesem Zeitpunkt aber nicht.

Aufsehenerregend war dann aber eine Entdeckung von Wissenschaftlern an der Universität Tübingen: die Fähigkeit des Weihrauchpräparats, ein Schlüsselenzym im Entzündungsstoffwechsel – und damit die Entzündung selbst – selektiv und hochwirksam zu hemmen. Denn dafür war selbst in der modernen Pharmazeutik keine wirksame Substanz bekannt, die man auch am Menschen hätte einsetzen können. Umso sensationeller war, dass der Spezialextrakt H15 GUFIC, hauptsächlich über seine so genannten Boswellia-Säuren, dies in erstaunlich hohem Maße vermag.

## Die Inhaltsstoffe des Weihrauchs

Weihrauchharz ist ein Gemisch aus verschiedenen Stoffen: Harz, Gummi, Bitterstoffe, ätherische Öle und andere biologisch wirksame Substanzen.

Bis ins Detail wurde die Zusammensetzung bisher noch nicht analysiert. Es gilt allerdings als sicher, dass bestimmte Säuren, die im Spezialextrakt H15 GUFIC in besonderer Konzentration und Verteilung vorliegen, eine ganz entscheidende Rolle spielen. Professor Ammon und seinen Mitarbeitern an der Universität Tübingen gelang es, verschiedene dieser Boswellia-Säuren aufzuschlüsseln. Eine spezielle Säure, die Acetyl-11-keto-ß-Boswellia-Säure (AKBA), erwies sich im In-vitro-Experiment, das heißt unter theoretischen Bedingungen im Reagenzglas, dabei als der potenteste Wirkstoff. Sie hemmte das entzündungsauslösende Enzym 5-Lipoxygenase auch hochwirksam in vivo, also in der Anwendung beim Menschen.

Es war also ein Erklärungsmodell für die entzündungshemmende Wirkung des Weihrauchpräparats gefunden und damit ein entscheidender Schritt für die Anerkennung eines Präparats getan. Denn die moderne Medizin gibt sich bekanntlich nicht mit einer Demonstration der Wirksamkeit zufrieden, sondern ist bemüht, auch die Wirkmechanismen zu erforschen. Dabei sollte man Wirkmodelle nicht überschätzen: Viele Stoffe in der Chemie und in der Natur wirken in isolierten Modellen, in vitro, im »Reagenzglas«, nicht aber beim Kranken!

Pharmakologische Wirkmodelle dürfen nicht überschätzt werden. Sehr viele Stoffe wirken in isolierten Modellen im Reagenzglas, nicht aber beim Kranken.

Bei unserem Weihrauchpräparat fügte sich beides ideal zusammen: Die Wirksamkeit von H15 GUFIC bei kranken Menschen mit entzündlichem Rheuma war inzwischen offensichtlich, das »Erklärungsmodell« der Hemmung des Schlüsselenzyms im Entzündungsgeschehen durch die Boswelliasäuren konnte nun das allgemeine Wissenschaftsinteresse wecken. Der Weihrauch war nun »salonfähig« geworden. Und nicht nur das: Mit dem Erklärungsmodell wurde auch verständlich, warum H15 GUFIC bei anderen bestimmten entzündlichen Erkrankungen Hilfe bringt.

## Durch pharmakologische Untersuchungen nachgewiesene Wirkungen des indischen Weihrauchharzes Boswellia serrata

### DIE BOSWELLIA-SÄUREN hemmten im Modellversuch

- **... ganz spezifisch und selektiv das Enzym 5-Lipoxygenase**, das aus Arachidonsäure die Mediatoren verschiedener chronischer Entzündungskrankheiten bildet – die Leukotriene. Der ayurvedische Weihrauchspezialextrakt H15 GUFIC entfaltet diese Wirkungen und konnte darüber hinaus auch seine Wirksamkeit am Menschen beweisen.
- **... das Enzym Topoisomerase I und II**. Die Topoisomerasen verändern die genetische Struktur der DNS und sind an der Vermehrung bösartiger Astrozytomzellen beteiligt. Mit H15 GUFIC konnten hier bereits erste positive Ergebnisse erbracht werden.
- **... die Phosphorylierung durch die Enzyme Kinase I und II** und wirken wie ein Zellgift für Tumorzellen der Gehirnhaut (Meningiom-Zellen). Unter Phosphorylierung versteht man das Anhängen einer Phosphatgruppe an ein organisches Molekül, insbesondere von Proteinen. Diese Phosphorylierung stellt die wichtigste Regulation von biologischen Prozessen in der Zelle dar. Die Enzyme, welche die Phosphorylierung von Proteinen katalysieren, heißen Kinasen.
- **... den Einbau der Aminosäure Thymidin in die DNA der Tumorzelle**, die dadurch nicht mehr überlebensfähig ist.
- **... das so genannte Komplementsystem**. Es gehört zum unspezifischen Immunsystem, das bei entzündlichen Reaktionen und Autoimmunerkrankungen »überschießend« angeregt sein kann.
- **... die Leukozytenelastase**, ein Enzym, das von aktivierten neutrophilen Granulozyten freigesetzt wird und Entzündungen mitverursacht und aufrechterhält.
- **... Plasmin**, ebenfalls ein Enzym, das unter anderem Zellgerüsteiweiße zerstört und bei dem invasiven Wachstum von Tumoren und der Bildung von Metastasen mitwirkt.

### DIE BOSWELLIA-SÄUREN aktivierten im Modellversuch

- **... die Caspase 8**, ein wichtiges Enzym, das den natürlichen programmierten Tod (Apoptose) normal funktionierender, gesunder Zellen einleitet. Bei Tumorzellen fehlt dieser „Selbstmordmechanismus", sie wuchern hemmungslos. Die Boswellia-Säuren aktivieren die Caspase 8 wieder. Sie hemmen über diesen Weg das Wachstum von menschlichen Dickdarmkrebszellen (HT-29 Zellen) und leiten die Apoptose ein.

**SPEZIALEXTRAKTE AUS BOSWELLIA SERRATA**

- ... hemmen die Ausbildung von Ödemen künstlich verursachter Entzündungen im Tierversuch.
- ... schützen die Leberzellen vor Medikamentennebenwirkungen im Tierversuch.
- ... verringerten deutlich das Gesamtcholesterin im Serum und erhöhten gleichzeitig das gute, gefäßschützende HDL-Cholesterin.
- ... besserten künstlich erzeugten Durchfall, indem er bei den kranken Tieren die übermäßig aktive Darmperistaltik beruhigte. Wurde Weihrauch dagegen den darmgesunden Kontrolltieren verabreicht, blieb die Darmaktivität unbeeinflusst.
- ... hemmten im Reagenzglas dosisabhängig die Degranulation von Mastzellen und stabilisierten diese dadurch. Mastzellen sind die Fresszellen des Körpers. Sie räumen Zellreste ab, verdauen Bakterien und haben eine wichtige Funktion in der Immunabwehr und bei allergischen Reaktionen. Sie enthalten in so genannten Granula (Zelleinschlüssen) Histamin, einen Stoff, der die allergische Reaktion auslöst, wenn er freigesetzt wird. Man nennt das Freisetzen Degranulation. Damit ist eine schützende Wirkung bei allergischen Krankheiten und Reaktionen denkbar.
- ... verringerten im Tierversuch Schleimhautschäden im Dünndarm (Ileum), die durch Indometacin (einem Rheumamittel) erzeugt worden waren, indem sie die Anheftung und das so genannte Rollen von Leukozyten an die Darmschleimhaut verhindern.
- Andere Stoffgruppen aus Boswellia serrata, wie zum Beispiel **Amyrin**, haben zum Teil ähnliche, zum Teil auch gegenteilige Wirkungen der Boswellia-Säuren.

**Was man noch weiß:**

- Das Harz von Boswellia serrata enthält eine schmerzstillende und beruhigende Komponente.
- Weihrauchöl hemmt das Wachstum verschiedener krank machender Keime.

### Hilfe bei chronischen Darmentzündungen

Da chronisch-entzündliche Darmerkrankungen, wie die Colitis ulcerosa und der Morbus Crohn, häufig mit rheumatischen Entzündungen an den Gelenken einhergehen (siehe auch Seite 40), ließen sich viele Patienten von ihrem Arzt das neu entdeckte indische Pflanzenpräparat H15 GUFIC verschreiben, das zu diesem Zeitpunkt bereits durch die Medien gegangen war. Bei einigen besserten sich durch die Einnahme nicht nur die rheumatischen Beschwerden auffällig, sondern auch die Darmstörungen. In der Colitis/Crohn-Abteilung der Uniklinik Mannheim häuften sich die entsprechenden Patientenberichte, und es ist das Verdienst des Leiters der Ambulanz, Oberarzt Dr. med. Henning Gerhardt, dass er diese Berichte ernst nahm und das Pflanzenpräparat in der Folgezeit selbst verordnete und die Ergebnisse wissenschaftlich auswertete.

### Hilfe bei bestimmten Gehirntumoren

Fast sensationell muss man schließlich die Beobachtung nennen, dass der Weihrauchextrakt H15 GUFIC bei bestimmten Hirntumoren – den Astrozytomen und Glioblastomen – das Begleitödem, das heißt die entzündliche Schwellung um die Geschwulst, abbaute und die Tumore in einzelnen Fällen sogar zurückbilden konnte. Für diese viel beachtete Entdeckung und ihre pharmakologische Erklärung sind Prof. Dr. Thomas Simmet von der Abteilung Pharmakologie und Toxikologie der Ruhr-Universität Bochum mehrere Wissenschaftspreise verliehen worden. Das Erstaunliche hierbei ist: Das besonders aufbereitete Weihrauchharz stoppt nicht nur die Entzündung, sondern beeinflusst auch die Tumorzelle. Erste Erklärungsmodelle beschreibe ich auf den Seiten 61 bis 65.

Der aussergewöhliche, strauchartige Weihrauchbaum kann in seltenen Fällen eine Höhe von sechs Metern erreichen.

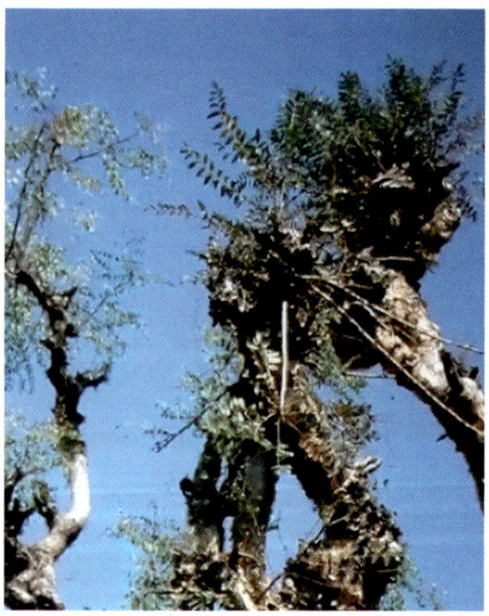

## Einzigartiger Wirkmechanismus

Das Gummiharz des indischen Weihrauchbaums liegt in H15 GUFIC in einer besonderen galenischen Form vor. Sehr vereinfacht ausgedrückt bedeutet das, dass bei dem spezifischen ayurvedischen Herstellungsverfahren die lipophilen (fettlöslichen) Anteile des Harzes in verschiedenen Einzelschritten herausgelöst werden. Erst dadurch werden entscheidende Wirkkomponenten verfügbar, die vor allem bei den beobachteten Heilerfolgen auf die Gehirntumore entscheidend sind: Nur die lipophilen Substanzen können die Blut-Hirn-Schranke überschreiten und zu den Hirntumoren gelangen. Eine abschwellende und zelltötende Wirkung ist also nur in dieser besonderen Zubereitung des Weihrauchs zu erwarten. Auch die positiven Einflüsse auf entzündliches Rheuma oder chronische Darmentzündungen können in der beobachteten Ausprägung nur mit H15 GUFIC, nicht aber mit bloßen Weihrauchharz-Präparaten erzielt werden.

Wir können uns vorstellen, dass das wissenschaftliche Interesse durch den aufgedeckten Mechanismus nun vollends geweckt wurde. Man versuchte, die Wirkungen in pharmakologischen Modellen und im Einsatz beim Menschen nachzuahmen und aus dem indischen Weihrauchharz Substanzen und Produkte zu entwickeln, die dem H15 GUFIC vergleichbar sind. Das ist bislang aber nicht gelungen. Die spezifische ayurvedische Aufbereitungsmethode birgt also ein Know-how, das eine gewisse Einmaligkeit besitzt. Hier gelang es offensichtlich einem genialen Pharmazeuten, die alten überlieferten ayurvedischen Aufbereitungsregeln mit modernen Herstellungsverfahren zu verbinden.

## Ayurvedische Pharmakologie

Die ayurvedischen Ärzte nennen die verborgene Heilkraft einer Pflanze *Virya*, ihre pharmakologischen Wirkungen *Prabhava*. Diese in vollem Maße zu entfalten, ist eines der Geheimnisse der ayurvedischen Medizin, die darin oft wahre Meisterschaft besitzt. Welche Methoden dafür angewendet werden müssen, dazu liefern die alten Texte der ayurvedischen Pharmakologie wichtige Hinweise. Beschrieben werden zahlreiche Verfahren, angefangen von einfachen Tees, Abkochungen und Kaltauszügen oder so genannte *aristas* (alkoholische Auszüge), bis hin zu aufwendigen Extraktions- und Reinigungsverfahren wie bei unserem Weihrauchextrakt, die

Im Ayurveda gibt es ein hochdifferenziertes pharmakologisches Wissen um die Zubereitung von pflanzlichen Heilmitteln.

**Vielfach ein streng gehütetes Wissen**
Vielfach sind die speziellen ayurvedischen Aufbereitungsprozesse Familiengeheimnis und nicht allgemein zugänglich. So ist es verständlich, dass ayurvedische Arzneimittel, auch wenn sie aus den gleichen Pflanzen oder Mineralien zusammengesetzt sind, unterschiedlich stark wirksam sein können.

sich oft über Tage oder Wochen hinziehen können. Das wohl bekannteste Beispiel ist die Aufbereitung mit *Ghee* (Butterreinfett) wie beim ayurvedischen Pflanzenpräparat *Amrit Kalash*.

## Heilkraft durch die Intelligenz der Natur

Die ayurvedische Lehre geht davon aus, dass die gesamte Natur Ausdruck von Wissen und Intelligenz ist und dass daher in jeder Pflanze und in jedem Mineral, ja in jeder Zelle grundlegende Ordnungsstrukturen vorhanden sind. Mensch, Natur und Kosmos werden als Einheit und Ausdruck dieser kosmischen Intelligenz betrachtet, die allem zugrunde liegt. Krankheiten bedeuten demnach eine Verringerung von Ordnung und Intelligenz in den Zellen, Organen oder Geweben, die durch ayurvedische Medikamente wieder korrigiert werden kann. Ziel der ayurvedischen Arzneizubereitung ist es, die innewohnenden Ordnungskräfte und Intelligenzmuster der Pflanze oder des Naturstoffes freizulegen.

Man verwendet daher bewusst das Ganze und nicht isolierte chemische Teilsubstanzen. Denn nach Auffassung der ayurvedischen Heilkunde ergänzen sich die von der Natur gegebenen Bestandteile und gleichen sich gegenseitig aus. Somit werden nicht nur ausgewogene Wirkungen erzielt, sondern auch unerwünschte Nebenwirkungen bleiben weitestgehend aus. Man möchte also die gesamte »Intelligenz« der Pflanze erhalten beziehungsweise freilegen. Oft werden verschiedene Kräuter- und Natursubstanzen kombiniert, um ihre jeweiligen Eigenwirkungen zu ergänzen und zu verstärken.

Bei den ayurvedischen Arzneimittelaufbereitungen wird die gesamte »Intelligenz« der Pflanzen erhalten beziehungsweise durch bestimmte Methoden erst entfaltet.

Im Gegensatz dazu versucht die westliche Medizin, die entscheidende Wirksubstanz aus dem Gesamtkomplex herauszulösen oder zu synthetisieren. Die *Vaidyas*, die ayurvedischen Ärzte, vertreten die Auffassung, dass dadurch die Nebenwirkungen moderner westlicher Medikamente begünstigt werden.

## Was wir erwarten können

Im Falle des indischen Weihrauchpräparates H15 GUFIC ist es offensichtlich gelungen, das volle Wirkpotenzial und die ganze Ordnungskraft des Baumharzes freizulegen. Ein Glücksfall also für die moderne Medizin und ein Segen für viele Patienten, denen damit geholfen werden kann. Im nächsten Kapitel beschäftigen wir uns damit, wie der Weihrauchextrakt nach bisherigem Kenntnisstand eingesetzt werden kann, was bei Rheuma, Darmentzündungen, bestimmten Hirntumoren und einigen weiteren Erkrankungen erwartet werden kann, aber auch, wo die Grenzen liegen. Sie erfahren, was Sie darüber hinaus tun können, um mit einfachen und natürlichen Mitteln die Selbstheilungskräfte des Körpers zu unterstützen und die Gesundheit zu stärken.

# Das Heilpotenzial des indischen Weihrauchextrakts

## Weihrauch bei Rheuma

*»Seit Dezember 1996 nehme ich H15 GUFIC ein. Mit der Dosis von dreimal täglich zwei Tabletten ging es mir bereits nach zwei Wochen so viel besser, dass ich es fast nicht glauben konnte. Nach vier Wochen waren die Schwellungen an Händen und Füßen völlig zurückgegangen, und nach sechs Wochen fühlte ich mich so gesund wie nie!«*

Die entzündungshemmenden und schmerzlindernden Inhaltsstoffe des ayurvedischen Weihrauchpräparats zeigen bei rheumatischen Erkrankungen zum Teil außergewöhnliche Erfolge.

Das schreibt eine 43-jährige Patientin, der die Ärzte zehn Jahre zuvor die schicksalhafte Diagnose chronische Polyarthritis (cP) stellen mussten. Die chronische Polyarthritis ist eine schwere entzündliche Rheumaform, die mit den Möglichkeiten der modernen Medizin nicht geheilt, sondern nur schmerzlindernd und symptomorientiert behandelt werden kann. Die heimtückische Krankheit verläuft oft in Schüben, kann im Laufe von Monaten oder Jahren auf nahezu alle Gelenke übergreifen, die Sehnenscheiden entzünden und innere Organe befallen. Als schlimm empfinden die Patienten die Steifigkeit, unter der sie morgens nach dem Aufstehen leiden. Bei chronischem Verlauf drohen schwerwiegende körperliche Beeinträchtigungen, die gravierende Einschnitte im familiären, beruflichen und gesellschaftlichen Leben nach sich ziehen.

Für unsere Patientin war die schmerzlindernde, entzündungshemmende und abschwellende Wirkung des indischen Weihrauchextrakts verständlicherweise wie ein Wunder. Die letzten

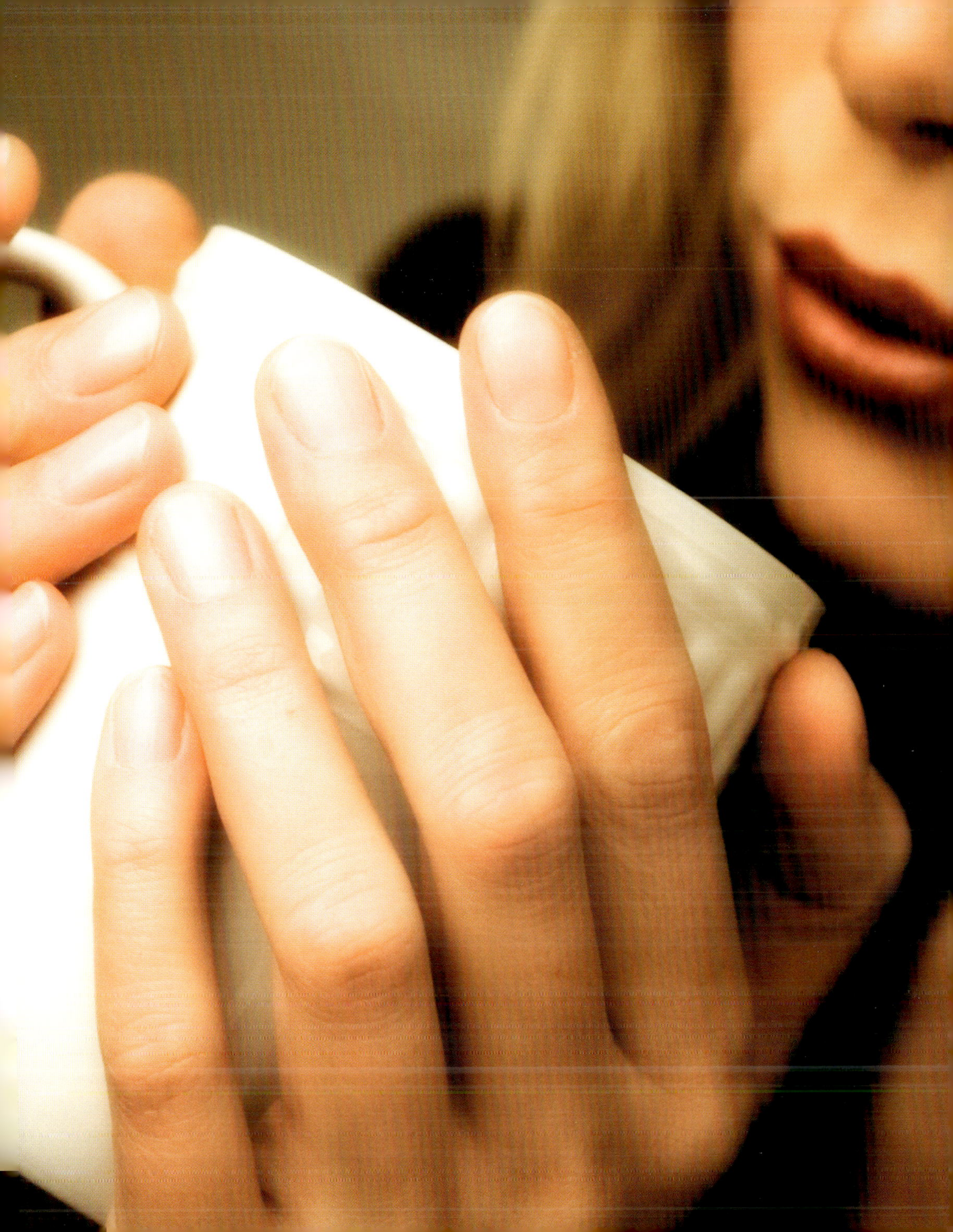

**Volkskrankheit Rheuma**
Unsere Patientin ist eine von 2,8 Millionen Deutschen, die an entzündlichem Rheuma leiden. Die chronische Polyarthritis (cP) zählt zu den besonders schweren Formen. Dieses fortschreitende Gelenkleiden verändert oft das ganze Leben der Betroffenen. Wenn der Weihrauch, wie in der geschilderten Geschichte, eine so große Erleichterung bringt, ist das weit mehr als ein positives Fallbeispiel in einer wissenschaftlichen Studie. Es ist für die Betroffene eine besondere Gunst ihres Schicksals.

zwölf Jahre war sie in ihrem Beruf als Schauwerbegestalterin selbstständig tätig, konnte es sich also nicht leisten, häufig krank zu sein. Andererseits war sie sehr skeptisch gegenüber Rheumamedikamenten, deren Nebenwirkungen sie fürchtete. Ihre wichtigste Therapie waren ihre Arbeit und eine positive Einstellung gegenüber ihrer Krankheit, die ihr über ihre schweren Krisen hinweghalfen.

Dennoch: Die Erkrankung schritt fort, die cP hatte vor allem die Gelenke und Sehnenscheiden an den Fingern und den Vorfüßen angegriffen. Seit zwei Jahren war sie auf eine Erwerbsunfähigkeitsrente angewiesen und wurde als Schwerbeschädigte eingestuft.

Auf den indischen Weihrauchextrakt wurde sie durch eine Fernsehsendung aufmerksam, in der über die auffallenden Heilwirkungen des ayurvedischen Medikaments berichtet wurde. Ihr Hausarzt unterstützte ihren Vorschlag, dieses Mittel auszuprobieren, und verschrieb ihr das Präparat. Der Versuch hat sich gelohnt! Heute, zwei Jahre danach, hat sie ein großes Stück Lebensglück und Gesundheit zurückerlangt.

Natürlich ist Weihrauch auch hier kein Wundermittel. Die bereits entstandenen Schäden an den Gelenken werden dadurch wahrscheinlich nicht mehr behoben werden, und zwischendurch erlebte sie auch Rückschläge. Aber: *»Nach solchen Einbrüchen, die* *viel leichter und kürzer verliefen als früher, erholte ich mich rasch und, nachdem ich die vorher reduzierte Dosis wieder erhöhte, fühlte ich mich bald wieder hervorragend. Es geht mir jetzt sehr gut. Nebenwirkungen sind mir in der gesamten Zeit nicht aufgefallen.«*

## Rheuma – ein umfassender Begriff

Die moderne Medizin hat in den letzten Jahrzehnten große Fortschritte in der Diagnose der unterschiedlichen Rheumakrankheiten gemacht und eine systematische Einteilung entwickelt. Noch um die Jahrhundertwende war Rheuma ein ziemlich unscharfer Begriff. Nur wenige Krankheitsbilder wurden von den Ärzten unterschieden und entsprechend behandelt. Heute sind über 450 Rheumaformen bekannt (man spricht in diesem Zusammenhang vom »rheumatischen Formenkreis«), und Fachärzte für Rheumatologie können auf ausgefeilte Untersuchungsmethoden zurückgreifen. Rheuma ist also nicht eine bestimmte Krankheit, sondern ein Sammelbegriff für alle Arten von Schmerzen und Entzündungen an den Bewegungsorganen. Ein Mittel wie H15 GUFIC muss daher, wie alle anderen Rheumamedikamente auch, zielgerichtet und sinnvoll eingesetzt werden. Wenngleich sein Wirkspektrum, wie wir noch sehen werden, erstaunlich groß ist, kann das Weihrauchpräparat naturgemäß nicht bei jeder Art von Schmerz und Krankheit helfen.

Die bekanntesten Rheumaformen sind die Gicht, die Arthrose (der Gelenkverschleiß) und die Arthritis, die Entzündung eines Gelenks.

## Nutzen und Risiken der modernen Rheumamedikamente

Leider ist es mit der exakten Diagnose häufig nicht getan. So umfangreich das medizinische Wissen über rheumatische Krankheitsbilder heute ist, so bescheiden – man kann es nicht anders sagen – sind leider die Behandlungsmöglichkeiten. Zwar wurde eine Vielzahl von Medikamenten entwickelt, die Entzündung und Schmerz bekämpfen.

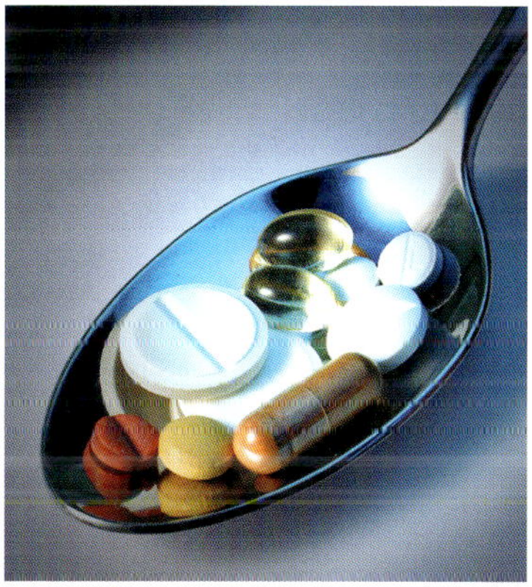

Diese Arzneien besitzen aber einen gravierenden Fehler: Sie können oft nur die Symptome lindern oder beseitigen, heilen aber die Erkrankung meist nicht, und – noch weit schlimmer – sie entfalten zum Teil erhebliche schädliche Nebenwirkungen.

Selbst die scheinbar harmlosen Rheumamittel, die kein Kortison enthalten, so genannte nicht-steroidale Antirheumatika (NSAR), können zu schwerwiegenden Folgeschäden führen. So sollen allein in England 4.000 (!) Menschen pro Jahr an den Folgen der Einnahme solcher schmerz- und entzündungshemmenden Medikamente sterben und Zehntausende stationär in Krankenhäuser eingeliefert werden. Auch die Kosten für die Behandlung solch unerwünschter Nebenwirkungen sind immens. Von den zwölf Milliarden Dollar, die 1993 in den USA für die Therapie von Rheumapatienten ausgegeben wurden, entfielen acht Milliarden auf die Behandlung der Krankheit selbst und nicht weniger als vier Milliarden auf die Therapie von Nebenwirkungen.

Herkömmliche Rheumamedikamente entfalten zum Teil erhebliche schädliche Nebenwirkungen.

Angesichts dieser bedrückenden Zahlen muss jede Alternative, die eine schonende und wenn möglich dauerhafte Besserung nur ansatzweise verspricht, auch und gerade von der Schulmedizin aufgegriffen werden. Diese Einstellung wird inzwischen auch von führenden Rheumatologen geteilt.

**Vitamine und Enzyme bilden eine Ausnahme**

Eine schonende und zugleich wirksame Ausnahme gegenüber den nebenwirkungsreichen Antirheumatika stellen Vitamine (E und C), Spurenelemente wie Selen oder Zink und Enzyme dar. Diese werden, seit man weiß, dass sie bei bestimmten Entzündungskrankheiten wirksam Schmerzen lindern und Entzündungen hemmen können, zunehmend als so genannte Antioxidanzien (siehe Seite 77) eingesetzt.

## Bei welchen Rheumaformen hilft Weihrauch?

Was den rheumatischen Formenkreis betrifft, so wurde H15 GUFIC unter so genannten kontrolliert klinisch wissenschaftlichen Bedingungen vorerst bei der *chronischen Polyarthritis* angewendet. Einzelbeobachtungen gibt es daneben für die *Schuppenflechte (Psoriasis)*, bei der Gelenkentzündungen an den Zehen, seltener an großen Gelenken, auftreten können. Durch die Therapie mit dem Weihrauchextrakt verringerte sich bei den Patienten nicht nur die Gelenkschwellung, es verbesserte sich auch die Haut.

Auch bei *Lupus erythematodes* und *Sklerodermie*, chronischen Entzündungserkrankungen des Bindegewebes, sind positive Wirkungen zu erwarten. Dafür sprechen der biochemische Angriffspunkt der Boswellia-Säuren (siehe Seite 34), das heißt die Hemmung eines Entzündungsenzyms, und sehr erfreuliche Beobachtungen bei einzelnen Patienten. Für andere spezifisch-entzündliche Gelenk- und Wirbelsäulenkrankheiten, wie den *Morbus Reiter* oder den *Morbus Bechterew*, liegen erst wenige Erfahrungen vor.

## Chronische Polyarthritis – wenn die Gelenke entzünden

In den zwölf maßgebenden Untersuchungen zur Wirksamkeit des Weihrauchpräparats, die seit 1985 in Deutschland und Indien durchgeführt wurden, zeichnet sich ab, dass H15 GUFIC bei der chronischen Polyarthritis (cP) des Erwachsenen und der speziellen Form der Kinder bei über der Hälfte der Patienten gute bis sehr gute subjektive und objektive Behandlungserfolge aufweist.

Einer Studie zufolge, die 1994 auf der 26. Tagung der Deutschen Gesellschaft für Rheumatologie vorgestellt wurde, half das ayurvedische Präparat nach sechs- bis zwölfwöchiger Anwendung vielen cP-Kranken erstaunlich gut. Dabei muss man bedenken, dass alle diese Patienten bereits seit Jahren an der chronischen Polyarthritis litten und trotz laufender Basistherapie mit Gold, Penecillamin oder Antimalariamitteln weiter deutliche Entzündungen hatten, also meist so genannte Härtefälle waren. Die Gelenkschwellungen

Der indische Weihrauch-spezialextrakt stärkt, wie Patienten immer wieder berichten, das Allgemeinbefinden und die Leistungsfähigkeit.

**Verbessertes Wohlbefinden**

Was bei vielen Anwendungen im Zusammenhang mit entzündlichem Rheuma auffällt und auch Eingang in verschiedene Studien gefunden hat: Die Patienten fühlen sich mit dem H15-GUFIC-Präparat einfach besser und leistungsfähiger.

Eine Patientin, die an einer sehr aggressiven chronischen Polyarthritisform erkrankt war und bei der nahezu alle Gelenke, vor allem die Knie- und Hüftgelenke und das rechte Schultergelenk, schon so geschädigt waren, dass auf dem Röntgenbild kein Gelenkspalt mehr erkennbar war, berichtet über ihre Erfahrungen nach der dreimonatigen H15-GUFIC-Einnahme:

*»Zunächst nahm ich dreimal täglich drei Tabletten und nach einem Monat dann zweimal zwei. Meine Basismedikamente konnte ich zu diesem Zeitpunkt (also nach einem Monat) bereits absetzen, auch die Schmerzmittel. Mir geht es um so viel besser, dass ich inzwischen neun Kilogramm zugenommen habe.«*

und Schmerzen gingen durch H15 GUFIC deutlich zurück, die Betroffenen fühlten sich allgemein wohler und waren morgens weniger steif. Die Blutkörperchen-Senkungsgeschwindigkeit (BSG), das Maß für die Entzündungsschwere, nahm signifikant ab. Dabei gab es nur selten geringe Nebenwirkungen, wie Durchfall, örtliche Hautrötung und Übelkeit, die nach Absetzen des Mittels aber verschwanden.

Allerdings ist nicht sicher, ob diese Erscheinungen überhaupt mit dem Weihrauchpräparat zusammenhingen: Bei Patienten, die nur ein Scheinmedikament (Placebo) erhalten hatten, traten solche scheinbaren Nebenwirkungen sogar häufiger auf.

### Positive Nebenwirkung: Hilfe bei Venenthrombose

Bemerkenswert ist, dass sich durch die Einnahme von H15 GUFIC auch Gesundheitsstörungen bessern können, die auf den ersten Blick gar nichts mit der eigentlichen Krankheit zu tun haben.

Zur Verdeutlichung wieder eine Patientengeschichte.

Eine ältere Frau nahm das Weihrauchpräparat H15 GUFIC wegen entzündlichem Rheuma und Gicht ein, um ihre Schmerzen zu lindern. Gleichzeitig litt sie seit einer Venenthrombose, vor allem bei warmem und schwülem Wetter, unter geschwollenen Knöcheln und Unterschenkeln. Ihre Tochter berichtete nach einigen Wochen:

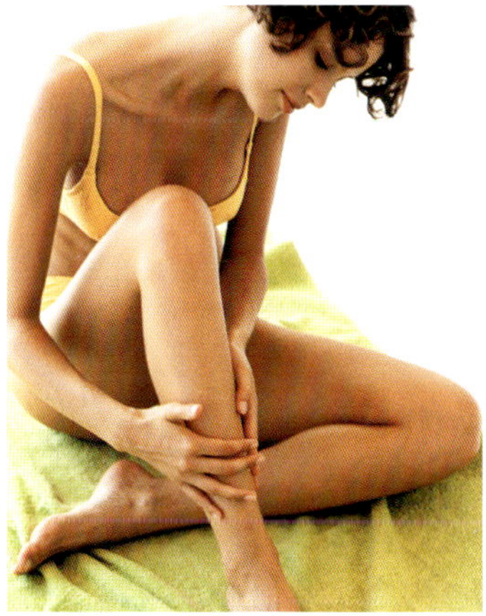

*»Bei meiner Mutter wurden die Beine dünner, und vor allem die Schmerzen lassen sehr nach. Sie weinte fast, dass sie auf einmal besser gehen konnte. Das Wichtigste: Sie kann wieder kleine Einkäufe ohne große Schmerzen machen. Ja, sie kann sogar mit in den Garten gehen. Auch ihr Arm war von der Schulter abwärts vorher so voller Schmerz, dass die Bewegung für sie zur Qual wurde. Jetzt kann sie wieder leichte Taschen tragen, und es ist nur noch ein stecknadelkopfgroßer Punkt, der mitunter noch geringe Schmerzen verursacht. Wenn ich bedenke, was diese Frau an Medikamenten geschluckt und wie oft sie sich eingerieben hat: Nichts hat so geholfen wie diese Weihrauchtablette.«*

Im beschriebenen Fall hatte H15 GUFIC nicht nur die rheumatischen Beschwerden gelindert, sondern auch die Wasseransammlungen in den Beinen, die von den Krampfadern und der Venenthrombose herrührten, verringert.

Ähnlich erging es einer anderen Patientin, die ebenfalls nach einer Venenthrombose seit Jahren an einem dicken und zeitweise schmerzhaften und geröteten Bein litt. Sie versuchte H15 GUFIC und versetzte damit ihre Ärzte in Erstaunen: Nach zwei Tagen war das Bein völlig abgeschwollen, nicht mehr gerötet und schmerzfrei – ein Wohlbefinden, das sie seit Beginn der Erkrankung nicht mehr kannte. Solche Krankengeschichten häufen sich, sie sind aber zunächst nur Einzelfälle, die noch nicht nach den heute üblichen, strengen wissenschaftlichen Kriterien kontrolliert wurden. Dennoch, es sind Hinweise auf mögliche weitere Heilwirkungen des Weihrauchextrakts, denen wir nachgehen sollten.

### Kniearthrose-Schmerz durch Abnutzung

Eine Arthrose ist eine Abnutzung des Gelenkes. Im Gegensatz zur Arthritis sind bei der Arthrose die Gelenke zunächst nicht entzündet. Im Röntgenbild sieht man den Gelenkspalt verschmälert, der Gelenkknorpel ist durch Verschleiß abgerieben und daher dünner. Mit zunehmender Erkrankung verformt sich das Gelenk, und die Beschwerden nehmen naturgemäß zu. Durch eine Reizung des Gelenkes als Folge einer Überlastung, aber auch durch die Abriebsubstanzen im Gelenk selbst, kann es sich zusätzlich entzünden.

Der Weihrauch kann bei Arthrosen segensreich wirken, indem er Schmerz und die sekundär entstandene Entzündung lindert. Allerdings wird er die Verformung, die Abnutzung selbst, natürlich nicht mehr rückgängig machen können.

Von 30 Patienten mit Kniearthrose erhielten 15 einen standardisierten Weihrauchharzextrakt, und 15 ein Placebomittel (Scheinmedikament). Bei allen Patienten, die den Weihrauchharzextrakt eingenommen hatten, besserten sich die Kniebeschwerden, das Knie konnte besser gebeugt werden und die Gehstrecke verlängerte sich, auch die Häufigkeit von Knieschwellungen hatte abgenommen.

## Lupus erythematodes, die »Schmetterlingsflechte«

Diese Sonderform der rheumatischen Erkrankungen gehört zu den Bindegewebskrankheiten, den so genannten Kollagenosen. Kollagen ist der Hauptbestandteil des Faser- und Stützgerüstes innerhalb des Bindegewebes. Durch wiederholte oder chronische Entzündung quillt es auf, verdickt und verhärtet sich. Wie man sich unschwer vorstellen kann, werden dadurch Organe, die von Kollagen umgeben sind, im Laufe der Zeit schwer verändert, zum Teil regelrecht eingemauert.

Die Kollagenosen verlaufen häufig in Schüben, die Kranken fühlen sich dann schlapp und sind schnell ermüdet. Typische Begleitsymptome sind Fieber, schmerzhafte, oft auch entzündete Gelenke, Schleimhautgeschwüre im Mund und Haarausfall. Die Haut wird lichtempfindlich, wodurch im Gesicht eine schmetterlingsförmige Rötung hervorgerufen werden kann, die der Erkrankung ihren Namen gegeben hat (lateinisch *lupus = Wolf*, hier *Hautkrankheit; Erythem = Rötung*).

### Kann der Weihrauchextrakt helfen?

Lupus erythematodes zählt zu den Entzündungskrankheiten, die unter dem Einfluss der 5-Lipoxygenase stehen (siehe Tabelle Seite 69). Da das Weihrauchharz Boswellia-Säuren enthält, die dieses Enzym wirksam hemmen, ist auch bei diesen Krankheitsbildern ein günstiger Effekt mit H15 GUFIC zu erwarten. Was theoretisch möglich ist, muss aber noch lange nicht eintreten! Um zu einer gesicherten Aussage zu gelangen, müsste die Wirkung von H15 GUFIC zuvor an einer repräsentativen Anzahl von Erkrankten beobachtet werden. Leider können wir derzeit noch nicht auf derartige kontrollierte Beobachtungen zurückgreifen. Jedoch gibt es Einzelfälle, bei denen die Therapie mit dem ayurvedischen Weihrauchextrakt gut angesprochen hat:

Eine Frau litt seit vielen Jahren an systemischem Lupus erythematodes. Da die moderne Medizin keine Therapiemaßnahmen hat, die heilen, versucht man daher mit Kortison und Zytostatika (chemischen Mitteln, die die Zellteilung blockieren und das Immunsystem hemmen), wenigstens die Krankheitsschübe in den Griff zu bekommen und das unaufhörliche Fortschreiten der Erkrankung zu bremsen. Bei unserer Patientin brachten diese Mittel, die sie seit Jahren in wechselnder Dosierung einnehmen musste, aber keine entscheidende Erleichterung. Als sie mit der H15-GUFIC-Einnahme begann, ging es ihr miserabel. Sie konnte nicht mehr gehen, war kraftlos und depressiv, und die Blutwerte waren schlecht. Auch das Weihrauchpräparat brachte in den ersten zwei Monaten keine durchschlagenden Verbesserungen. Zunächst hatte sie sogar als Reaktion ein Hautjucken, das drei Monate anhielt. Als dieser Ausschlag dann ziemlich rasch abheilte, begann sie sich ebenso rasch außergewöhnlich wohl zu fühlen.

Die Wirksubstanzen im indischen Weihrauchpräparat dämmen chronische Entzündungsvorgänge ein.

Ihr behandelnder Arzt begleitete die H15-GUFIC-Therapie und beobachtete den Verlauf zunächst zurückhaltend, war dann aber sehr überrascht, als sich die Blutwerte erstmals seit Jahren entscheidend besserten. Die Patientin nahm wieder zu, gewann an Lebensfreude und Kraft zurück und konnte zusehends besser gehen, was ihr vorher nur unter großen Schmerzen und Anstrengungen möglich war. Alle chemischen Präparate, die sie seit Jahren eingenommen hatte, konnte sie absetzen. Jetzt, nach über einem Jahr, ist die Entzündung völlig zum Stillstand gekommen. Ein bürokratisch erzwungener Einnahmestop – H15 GUFIC war einige Wochen lang wegen Importquerelen und Abgabeverbot in den Apotheken nicht erhältlich – konnte den günstigen Verlauf glücklicherweise nicht aufhalten.

## Sklerodermie – Erkrankung des Bindegewebes

Auch bei dieser rheumatischen Erkrankung entzündet sich das Bindegewebe. Sie gehört wie der Lupus erythematodes zu den Kollagenosen und befällt wie dieser die Gelenke, Blutgefäße und inneren Organe. Die Haut wird besonders an den Fingern und im Gesicht zunehmend derb und steif, sie spannt, fühlt sich wie »eingelaufen« an und lässt sich nicht mehr in Falten abheben.

Wie bei vielen Krankheiten des rheumatischen Formenkreises gibt es derzeit noch keine Behandlung, die die Erkrankung heilt. Mit Medikamenten kann lediglich der Verlauf verzögert werden. Eine Patientin, die an einer umschriebenen Form der Sklerodermie leidet, berichtet, nachdem sie ein halbes Jahr lang H15 GUFIC in einer schwachen Dosis (ein bis zwei Tabletten täglich) eingenommen hat:

*»Das Krankheitsbild hat sich deutlich gebessert, und vor allem ist die Erkrankung nicht weiter fortgeschritten. Darüber bin ich sehr glücklich.«*

# Psoriasis, die Schuppenflechte

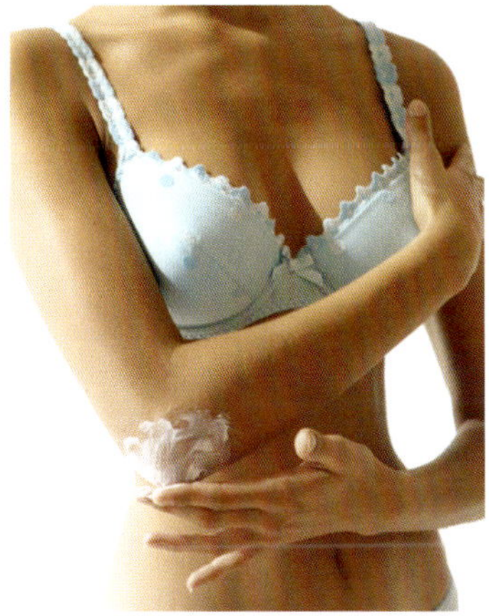

Schon die normale und gesunde Haut bildet in einem gigantischen Ausmaß neue Zellen und stößt alte ab. Bei der Hauterkrankung Psoriasis, der so genannten Schuppenflechte, wird dieser Umsatz aber um das Tausendfache übertroffen. Es bilden sich dicke Schichten von Oberhautzellen, die sich an bevorzugten Körperstellen ablagern. Besonders an Ellenbogen, Knien und Händen, oftmals weniger sichtbar am Haarboden oder am Bauch und am Rücken, werden ganze Zellverbände abgesondert, die zu den typischen silberweißen, meist rot begrenzten Hautschuppen führen.

Für die Betroffenen ist die Psoriasis oft wie ein Stigma, das vor allem psychisch stark belastet. Bei etwa drei bis fünf Prozent der Patienten entzünden sich zusätzlich auf ganz charakteristische Weise einzelne Gelenke. Häufig und typisch ist der Befall im Strahl, das heißt die Grund-, Mittel- und Endgelenke der Finger oder Zehen schwellen dunkelrot und nahezu ineinanderfließend an. Auch große Gelenke, das Knie oder ein Sprunggelenk, können betroffen sein und zu einer ganz erheblichen Belastung für die Patienten werden.

## Deutliche Besserung von Haut und Gelenkentzündungen

So auch bei einem knapp 50-jährigen Geschäftsmann, der 35 Jahre lang an Schuppenflechte mit immer wiederkehrenden Gelenkentzündungen litt: Jahrelang versuchte er übliche schulmedizinische Standardtherapien und nahm unterschiedliche Medikamente ein, ohne dass dadurch seine Haut oder die Gelenkbeschwerden grundsätzlich gebessert worden wären. Von den Nebenwirkungen wurde dagegen sein Herzmuskel so schwer angegriffen, dass ihm die Ärzte zu einer Herz-Transplantation raten mussten.

Durch die jahrelange Arthritis von Fuß- und Kniegelenken war schon das einfache Gehen zur Qual geworden. Als der Patient begann, dreimal täglich zwei H15 GUFIC-Tabletten einzunehmen, bewies er bewundernswerte Geduld: Es dauerte drei Monate, bis sich die ersten, dann aber deutlichen Besserungen einstellten. Die Schuppenflechte ging zunächst an einigen Stellen, dann am ganzen Körper zurück. Parallel dazu nahmen auch die Schmerzen und Schwellungen in den Gelenken ab.

## Weihrauch gegen chronische Darmentzündungen

H15 GUFIC brachte bereits vielen Patienten mit chronischen Darmentzündungen Hilfe; einige setzen sich öffentlich für die Zulassung ein.

*»Wir können übereinstimmend sagen: Die Therapie mit Weihrauchharz hat unsere Lebensqualität verbessert. Wir haben nur noch vereinzelt Krankheitsschübe zu verzeichnen, Begleiterscheinungen wie die häufig vorkommenden, schmerzhaften Gelenkentzündungen sind ganz verschwunden. Messungen haben in mehreren Fällen eine Erhöhung der Knochendichte ergeben.«*

Dieser Auszug aus einem offenen Brief von Patienten der Universitätsklinik Mannheim an den Bundesgesundheitsminister, die Krankenkassen, Kassenärztlichen Vereinigungen und Politiker fasst deren Erfahrungen zusammen: Der indische Weihrauchextrakt dämmt Entzündungen ein und lindert selbst chronische Beschwerden.

Dr. med. Henning Gerhardt, der leitende Arzt der Mannheimer Colitis/Crohn-Ambulanz, setzt H15 GUFIC seit 1995 ein. Zumindest bei jedem zweiten seiner Patienten mit chronischen Darmentzündungen besserten sich nach der Einnahme des Weihrauchpräparats Schmerzen und Bauchkrämpfe deutlich. Durchfälle traten seltener und leichter auf, auch die begleitenden rheumatischen Beschwerden nahmen ab oder verschwanden sogar völlig. Die zuvor von den häufigen Durchfällen geschwächten Patienten nahmen allmählich wieder an Gewicht zu, fühlten sich leistungsfähiger, waren weniger infektionsanfällig und konnten ihrem Beruf wieder konstant nachgehen. Auch typische Entzündungsmerkmale im Blut (BSG, CRP, Fibrinogen, Thrombozyten) gingen zurück oder normalisierten sich. Und was für jeden Patienten von außerordentlicher Bedeutung ist: Kortison, das zuvor oft in hohen Dosierungen eingenommen werden musste, konnte entweder reduziert oder gar abgesetzt werden.

## Besserung selbst bei langjährigen Leiden

Wie die folgenden Fälle zeigen, kann das ayurvedische Präparat selbst jahrelang bestehende Darmerkrankungen ausheilen oder wesentlich bessern.

Bei einem heute 34-jährigen Patienten wurde vor 15 Jahren ein Morbus Crohn diagnostiziert. Dreimal musste er in den folgenden Jahren operiert werden, zweimal wurde ein Stück Darm entfernt, eine Bauchdeckenfistel komplizierte zusätzlich den Verlauf und musste ebenfalls operiert werden. Außer Kortison im akuten Schub sprachen keine Medikamente an.

Kortison, das bei schweren Entzündungskrankheiten oft in hohen Dosen verabreicht wird, kann gravierende Nebenwirkungen auslösen, an denen mancher Patient am Ende mehr leidet als an der eigentlichen Erkrankung.

Durch alternative Behandlungsmethoden eines Heilpraktikers ging es ihm zwar einige Jahre subjektiv besser, am Ende traten die Entzündungen jedoch erneut in alter Heftigkeit auf. Schließlich wurde er als Notfall in die Colitis/Crohn-Ambulanz der Mannheimer Uni-Klinik eingeliefert. Das war 1997. Auf Anraten der Ärzte begann er dort mit der Einnahme von H15 GUFIC. Der Erfolg war verblüffend. Bereits nach wenigen Wochen ging es ihm so gut, dass er die üblichen Standardmedikamente absetzen konnte. Die Blutwerte normalisierten sich entsprechend seinem körperlichen Wohlbefinden. Bis heute erfreut er sich bester Gesundheit.

Ähnlich günstig war der Krankheitsverlauf bei einer Patientin, die ebenfalls seit Jahren unter schweren Schüben eines Morbus Crohn zu leiden hatte und regelmäßig mit hohen Dosen Kortison und Salycilaten behandelt werden musste. Im Frühjahr 1997 begann sie mit der H15-GUFIC-Therapie. Sechs Monate später, sie war inzwischen völlig beschwerdefrei, wurde zur Kontrolle eine Darmspiegelung durchgeführt. Für den untersuchenden Arzt, der von der Weihraucheinnahme nichts wusste, war das Ergebnis nicht erklärbar: der Darm war völlig abgeheilt, Entzündungen waren nicht mehr zu entdecken!

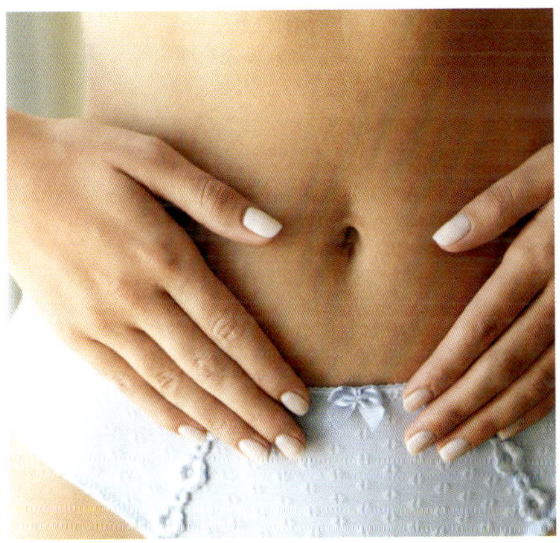

## Ursachen nicht bekannt

Die Ursachen der Colitis ulcerosa und des Morbus Crohn (benannt nach den Erstbeschreibern Crohn, Ginzberg und Oppenheimer) sind bisher im Detail nicht bekannt. Es wird angenommen, dass die Krankheiten neben familiären und genetischen Vorprägungen auch durch psychische Faktoren, vor allem Verlusterlebnisse, ausgelöst werden: durch Trennung von Lebenspartnern, durch das Verlassen des gewohnten Lebensraumes oder durch den Tod von Angehörigen und geliebten Personen. Von manchen Forschern werden auch die unzähligen synthetischen Stoffe, die wir heute mit der Nahrung aufnehmen, als Auslöser ins Spiel gebracht. Man weiß außerdem, dass die chronischen Entzündungsvorgänge unter anderem durch Reiz- und Entzündungsstoffe im Darm provoziert oder unterhalten werden. Vermutlich sind es Nahrungsbestandteile oder Antigene von Mikroorganismen, mit denen das Immunsystem im Darm nicht fertig wird. Dadurch befindet es sich in einem permanenten Alarmzustand. Da die krankheitsauslösenden Stoffe bei jedem Patienten individuell verschieden sind, ist es schwierig, sie zu identifizieren und näher zu bestimmen.

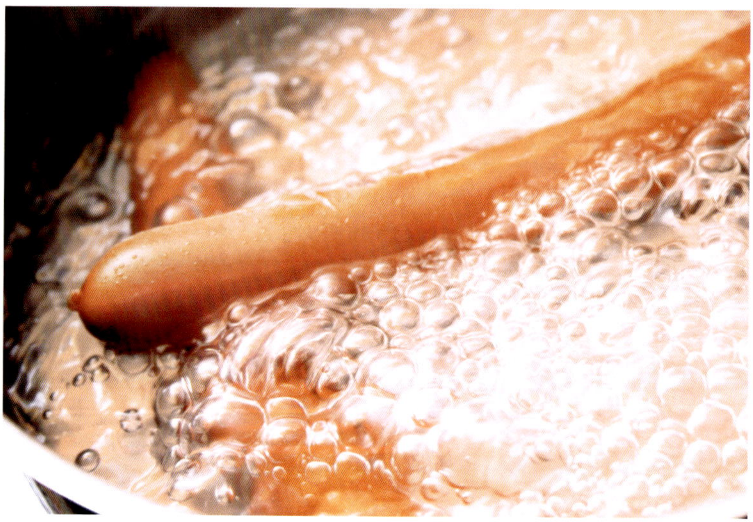

Ungesundes, zu fettes Essen ist häufig die Ursache von Darmerkrankungen.

### Die Diagnose ist einfach

An sich sind Darmentzündungen leicht festzustellen. Wer über einen längeren Zeitraum an Durchfällen, Bauchschmerzen oder -krämpfen leidet und gar Blut oder Schleim im Stuhl entdeckt, sollte sich auf jeden Fall untersuchen lassen. Die einfachste, zuverlässigste und auch eine relativ schonende Möglichkeit, eine chronisch-entzündliche Darmkrankheit zu erkennen und ihre genaue Art zu bestimmen, ist die Endoskopie (Spiegelung) des Dickdarms und das Röntgen des Dünndarms. Bei der Colitis ulcerosa ist die Ausdehnung der Entzündung auf den End- und Dickdarm beschränkt, beim Morbus Crohn kann jedoch der gesamte Verdauungstrakt von der Mundhöhle bis zum After betroffen sein.

Beiden Krankheitsbildern gemeinsam sind Begleitsymptome wie Fieber, körperliche Schwächung, Gewichtsverlust und Entzündungen an anderen Schleimhäuten, zum Beispiel an den Gelenken oder Augenbindehäuten, des Rachens und der Bronchien, auch typische Hautveränderungen und eine schwache Abwehrlage. Bei chronischen Darmkrankheiten können ernsthafte Komplikationen auftreten, relativ häufig sind Abszesse oder Fisteln (vor allem bei Morbus Crohn). Die dauernden Entzündungen können den Darm außerdem vernarben, wodurch lokale Schmerzen bei der Darmperistaltik ausgelöst werden. Was aber weitaus gefährlicher ist, ist ein lebensbedrohlicher Darmverschluss.

Kurze, narbige Darmverengungen können oft mit speziellen Verfahren (Ballondillatation, Strikturplastik) geweitet werden. Fisteln müssen meist operiert werden. Bei fortschreitender Erkrankung muss gegebenenfalls ein Stück Darm, bei schwerer chronischer Colitis der ganze Dickdarm entfernt werden.

## Wie werden Darmentzündungen behandelt?

Leider richtet sich die Therapie der chronisch entzündlichen Darmkrankheiten bisher nur auf die Symptome, da die Ursachen nicht ausreichend bekannt sind. Die beiden Säulen der schulmedizinischen Standardbehandlung dafür sind *Kortisonpräparate* und *5-Aminosalycilate* (Mesalazin). Kortison ist im akuten Schub der Darmentzündung hochwirksam. Es wird nach einer hohen Anfangsdosis, die dem Patienten individuell angepasst wird, ausschleichend über Tage und Wochen reduziert.

Eine Neuentwicklung eines Kortisons ist das *Butenosid*, das vorwiegend nur im Darm selbst wirkt, wodurch geringere schädliche Nebenwirkungen zu erwarten sind. Leider kann das Kortison nachdem es abgesetzt wurde, ein Wiederaufflackern der Erkrankung, nicht verhindern. Die verschiedenen Salycilate, zum Beispiel Azulfidine®, Colopleon®, Salofalk® oder Pentasa®, sollen deshalb im Intervall das Rezidiv, das heißt die Wiederkehr der Erkrankung, verhindern oder mildern und die vorhandenen Entzündungen eindämmen.

In schweren Fällen werden auch Chemotherapeutika (z. B. Methotrexat, Ciclosporin oder Azathioprin) eingesetzt, die das Immunsystem blockieren, um die zerstörerischen Entzündungsvorgänge in den Griff zu bekommen. Auch und gerade damit sind natürlich wieder erhebliche Gesundheitsrisiken und Nebenwirkungen verbunden.

## Auch hier sind Alternativen gefragt

Chronische Darmentzündungen mindern die Lebensqualität der Betroffenen erheblich. Colitis-Patienten sind beispielsweise häufig von schwersten Durchfällen geplagt.

Auch bei diesen Krankheitsbildern, die den Betroffenen privat, gesellschaftlich und beruflich sehr belasten, sind daher Behandlungsalternativen dringend notwendig. Von den Kranken wird kaum verstanden, warum ein Naturpräparat, das ihnen ohne schädliche Nebenwirkungen hilft, nicht von den Krankenkassen erstattet wird oder aus rein bürokratischen Gründen zwischendurch nicht ausgeliefert werden darf. Patienten rechnen immer wieder vor, wie viel sie durch das Weihrauchpräparat im Vergleich zu den teuren Medikamenten gespart haben – und dies ohne die möglichen Folgeschäden der herkömmlichen Therapeutika.

An chronisch-entzündlichen Darmkrankheiten leiden in Deutschland schätzungsweise 300.000 Menschen. Man kann sich ausrechnen, welche immensen Kosten gespart werden könnten, wenn nur jedem zweiten das ayurvedische Weihrauchmittel in der geschilderten Weise hilft. Ganz abgesehen von dem Leid und den Belastungen, die man den Patienten erspart.

## Hilfe bei schwerer Colitis

Hier der Fall eines ganz jungen Patienten, der dies eindrucksvoll untermauert. Seine Mutter schreibt:

*»Im Oktober 1992 erkrankte unser Sohn Christian, zwölf Jahre alt, an Colitis ulcerosa. Der schwere Krankheitsverlauf erforderte einen fünfmonatigen Klinikaufenthalt. Behandelt wurde er mit den üblichen Medikamenten sowie einer sechswöchigen reinen Tropfernährung. Danach folgte eine strenge Diät. Von dieser Zeit an hatte Christian immer wieder schwere Rückfälle und verbrachte jährlich drei bis sechs Wochen im Krankenhaus. Und trotz der Einnahme von mehr oder minder hochdosierten Kortisonpräparaten, Azulfidinen etc. hatte er ständigen Durchfall mit Blut- und Schleimbeimengungen. Wir versuchten alle Alternativen, eine Hypnosetherapie, anschließend Akupunkturbehandlung mit Darmsanierung ... alles ohne nennenswerten Erfolg. Zur Ernährung wäre zu sagen, dass er Milch und sämtliche Milchprodukte sowie blähende Obst- und Gemüsesorten überhaupt nicht mehr vertrug.«*

Im Herbst 1995 wurde der Junge auf Kur geschickt. Dort wurde eine Behandlung mit dem neu entwickelten Kortisonpräparat Butenosid versucht, zusätzlich bekam er Imurek – leider ohne Besserung. Im Gegenteil, Christian hatte nun zunehmend Rücken- und Gelenkschmerzen. Die Knochendichte war auf 49 Prozent gesunken – eine Folge der ständigen Kortisongaben. Daraufhin wurde er erneut in die Klinik eingewiesen und bekam dort einen erneuten schweren Colitis-Schub. Den Eltern wurde nun dringend geraten, bei Christian den gesamten Dickdarm entfernen zu lassen. Es kann sich jeder leicht ausmalen, welchen Einschnitt das für den Jungen bedeutet hätte.

Zum Glück erfuhren die Eltern von den Therapieerfolgen, die bereits mit H15 GUFIC erreicht wurden. Auch der Internist sah diese Therapie als letzten Strohhalm vor der unausweichlichen Operation. Mit vollem Erfolg, wie aus dem Bericht der Mutter ersichtlich wird:

*»Christian nahm zunächst dreimal täglich zwei Tabletten. Nach drei bis vier Wochen begann ein merklicher Wandel des Krankheitsverlaufs, der sich kontinuierlich fortsetzt. Christian ist inzwischen*

**Letzter Ausweg bei chronischen Darmleiden ist oft die Operation. H15 GUFIC könnte hier durchaus eine Alternative sein.**

*regelrecht beschwerdefrei. Es ist ein Zustand eingetreten, den wir nie und nimmer für möglich gehalten hätten. Die Stühle sind fest, von Blut oder Schleim ist schon lange keine Rede mehr, und die Stuhlganghäufigkeit hat sich drastisch gemindert. Christian trinkt wieder Milch – er isst all das wieder, was er sonst nie vertragen hat.«*

Die Standardmedikamentation, zum Beispiel mit Kortison, konnte stark abgebaut werden. Das Weihrauchpräparat hat dem jungen Patienten wohl nicht nur eine eingreifende Operation erspart, sondern ihm auch eine berechtigte Hoffnung auf eine gesunde Zukunft geschenkt.

### Morbus-Crohn-Studie

Inzwischen hat Dr. Gerhardt die beobachteten guten Wirkungen von H15 GUFIC auch im Rahmen einer vergleichenden wissenschaftlichen Studie an 102 Patienten mit Morbus Crohn bestätigen können. Der Weihrauchspezialextrakt war ebenso gut wirksam wie Mesalazin (siehe auch Seite 55 ff.), ein schulmedizinisches Standardmittel zur Behandlung von Morbus Crohn. Bei Abwägung der Verträglichkeit und Wirksamkeit der Therapie erwies sich H15 GUFIC dem Mesalazin sogar überlegen.

### Kollagenöse Colitis

Neuere Untersuchungen belegen eine heilungsunterstützende Wirkung des Weihrauchs auch bei der so genannten Kollagen-Colitis. Bei 44 % von 31 Patienten mit dieser eher selteneren Dickdarmerkrankung besserten sich die Symptome unter der Einnahme von Weihrauchharzextrakt gegenüber 27 % von 29 Patienten, die ein Placebo, also ein Scheinmedikament, erhalten hatten.

Die Ursache der Kollagen-Colitis, die als Folge einer Schleimhautentzündung zu heftigen wässrigen Durchfällen führt, ist nicht geklärt. Die Besonderheit der Erkrankung liegt in der übermäßigen Ausbildung einer Membran, die normalerweise die Schleimhautepithelzellen von den darunter liegenden Schichten der Darmwand trennt. Diese Membran verdickt sich bei der Kollagenen Colitis massiv und besteht dann im Wesentlichen aus Reparaturkollagenen wie sie z. B. bei einer Narbenbildung auftreten. Vermutlich liegt eine Autoimmunstörung zugrunde, die offenbar durch die entzündungshemmenden Wirkstoffe des Weihrauchs reguliert werden kann.

## Weihrauch gegen Hirntumore

Die Entdeckung, dass ein spezifischer Weihrauchextrakt bei bestimmten Hirntumoren, genauer den Astrozytomen und Glioblastomen, helfen kann, gilt als sensationell. Was hat es damit auf sich? Um welche Tumorarten handelt es sich dabei, aus welchen Gehirnzellen entstehen diese, und wie stellt man sich die Wirkungen von H15 GUFIC vor? Diesen Fragen wird auf den folgenden Seiten nachgegangen.

### Nervenzellen – immer noch ein Geheimnis des Lebens

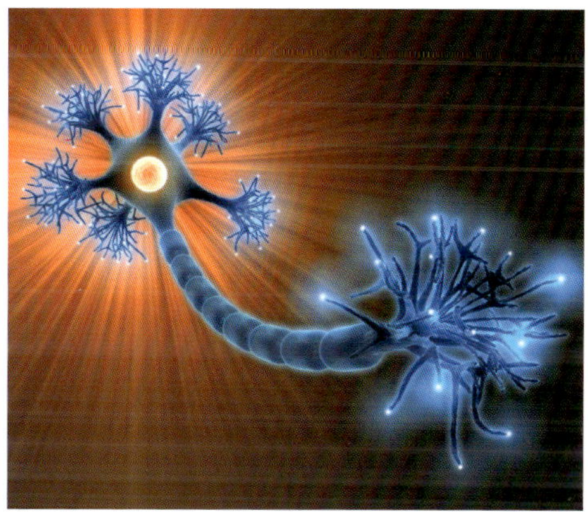

Unser Gehirn besteht aus verschiedenen Zelltypen. Wenn wir von den großartigen Leistungen dieses wahren Wunderwerks der Natur sprechen, führen wir diese auf die Nervenzellen, die Neuronen, zurück. Wir besitzen über 100 Milliarden davon! Durch ihre hochkomplexe Vernetzung untereinander bilden sie einen wahren »Bio-Computer«, der zu unglaublichen Rechenleistungen fähig ist. So kann unser Gehirn in dem kurzen Moment einer Sekunde mehr Signalkombinationen verarbeiten, als es Atome im Universum gibt. Jeder Gedanke, den wir haben, jedes Gefühl, das in uns aufkommt, ist Ausdruck unzähliger Wechselwirkungen, chemischer Prozesse, elektrischer Übertragungen und koordinierter Steuerungen dieser hochspezialisierten Nervenzellen.

Die Gesamtheit ihrer Leistungen ist immer noch – trotz der großartigen Erkenntnisse, die die Neurowissenschaftler über das menschliche Gehirn in den letzten Jahren gewonnen haben – eines der Geheimnisse des Lebens.

> Die beeindruckendsten Zellen des Gehirns sind die Neuronen, die Nervenzellen. Diese stehen durch komplexe Verbindungen miteinander in Beziehung und ermöglichen dadurch erst die Leistungen dieses »Bio-Computers«. Grundlage für ihre Arbeit schaffen die Gliazellen.

## Ein Netzwerk von Gliazellen

Angesichts dieser faszinierenden Leistungen der Neuronen wird eine weitere Zellart des Gehirns oft völlig übersehen, obwohl diese erst die Voraussetzungen dafür schafft, dass die »Denkzellen« überhaupt ungestört arbeiten können: Es sind die *Gliazellen*. Auch sie bilden ein Netzwerk, das das ganze Gehirn durchzieht. Ihre Gesamtzahl ist sogar noch größer als die der Neuronen.

Die Gliazellen können im Gegensatz zu diesen zwar selbst keine Informationen weiterleiten, unterstützen diese Funktion aber wesentlich: als Abräumkommando für überschüssige chemische Substanzen und für abgestorbene Zellen (zum Beispiel bei Verletzungen oder Schlaganfall), als Wächter über das richtige Milieu der Nährflüssigkeiten, die die Nervenzellen umgeben, und schließlich als Schutzschilder gegen Fremdstoffe und Mikroben. Eine Unterart, die Sternzellen oder *Astrozyten*, bauen zusammen mit den feinsten Blutgefäßen im Gehirn, den Kapillaren, die so genannte Blut-Hirn-Schranke (siehe Seite 36) auf.

## Ein folgenschwerer Schreibfehler in der DNS

Die Gliazellen haben darüber hinaus eine ganz entscheidende Fähigkeit, die den Neuronen fehlt: Sie können sich teilen und vermehren. Dies birgt aber gleichzeitig die fatale Möglichkeit in sich, zu entarten. Praktisch bedeutet das, dass aus einer gesunden Zelle mit ihren wertvollen Funktionen für das Zentralnervensystem eine Krebszelle werden kann, die sich massiv vermehrt und als wuchernder Tumor seinen oft lebensbedrohenden Raum im Gehirn fordert.

Weshalb das passiert, ist in der modernen Medizin immer noch weitgehend unbekannt. Fest steht: In der DNS, der genetischen Intelligenz der Zelle, kam es zu einem folgenschweren Schreibfehler, einem Irrtum im Arbeits- und Zellteilungsprogramm der Zelle. Die Zelle klinkt sich gewissermaßen aus, vergisst alle Regeln und Vorschriften ihrer Zellgemeinschaft und führt ein zunehmend hemmungsloseres Eigenleben.

Das Folgenschwerste dieser Fehlsteuerung ist, dass sich die Zelle maßlos vermehrt. Es entsteht eine Zellwucherung, ein Gliom, das sich zu einem raumverdrängenden Tumor auswächst und keine natürlichen Schranken mehr akzeptiert.

## Astrozytome und Glioblastome

Gliom ist also der Oberbegriff für die verschiedenen Tumorarten, die aus den unterschiedlichen Zellen der Glia entstehen können. Die häufigsten davon sind *Glioblastome* und *Astrozytome*. Astrozytome können im Anfangsstadium noch relativ gutartig sein, sich später aber in zunehmend bösartiges Tumorgewebe verwandeln. Beim Erwachsenen wachsen sie meist in der Großhirnrinde. Werden sie dort rechtzeitig entdeckt und operativ entfernt, dann bleibt ein Rezidiv oft über Jahre aus. Die Astrozytome bei Kindern sind dagegen ganz überwiegend im Kleinhirn angesiedelt. Die Heilungschance durch Operation ist außerordentlich groß.

Zellwucherungen im Gehirn fordern oft ihren lebensbedrohenden Raum.

Aus den noch relativ gutartigen Astrozytomzellen können sich zunehmend bösartige entwickeln, die dann in ihrer Gestalt und Funktion mehr und mehr von gesunden abweichen. Der bösartigste und zugleich häufigste Tumor der Gliazellen des Gehirns ist das *Glioblastom*. Glioblastome wachsen außerordentlich schnell und galten bisher als unheilbar.

### Die Suche nach dem genetischen Schlüssel

Der Fehler im genetischen Code, der die gesunde Zelle veranlasst, zu einem Krebsgeschwulst zu entarten, steht naturgemäß im Brennpunkt des wissenschaftlichen Interesses. Die wichtigste Frage dabei ist, wie dieses Wucherprogramm, das in der DNS codiert ist, entkoppelt werden kann. Genau vor diesem Problem standen der deutsche Wissenschaftler und Arzt Prof. Dr. med. Thomas Simmet und sein Kollege von der Universitätsklinik Gießen, der Neurochirurg Dr. Winking.

Bei den Untersuchungen des indischen Weihrauchextrakts stoßen die Forscher immer wieder auf das entzündungsauslösende Enzym 5-Lipoxygenase, das für die Bildung der Entzündungsmediatoren Leukotriene verantwortlich ist.

Prof. Simmet war durch seine Forschungen bekannt, dass bei den Astrozytomen und Glioblastomen die Entzündungsmediatoren, die so genannten Leukotriene (siehe Seite 77), intensiv ausgeschüttet werden. Diese Botenstoffe spielen bei verschiedenen Entzündungskrankheiten eine entscheidende Rolle.

Durch Leukotriene kommen Entzündungen erst in Gang und werden aufrechterhalten. Bei spezielleren Untersuchungen an Astrozytom-Zellkulturen stellte sich heraus, dass diese umso mehr produziert werden, je bösartiger der Tumor ist. Da die Leukotriene eine Gewebeanschwellung, ein so genanntes Ödem, verursachen und außerdem die DNS einer Zelle schädigen können, also an der Umwandlung einer gesunden Zelle in eine Krebszelle beteiligt sind, lag es nahe, einen Zusammenhang zwischen dem gesteigerten 5-Lipoxygenase-Stoffwechsel und dem Hirnödem, eventuell sogar der Tumorbildung selbst, zu vermuten. Würde diese Theorie stimmen und würde es eine Möglichkeit geben, das Enzym 5-Lipoxygenase zu blockieren, dann bestünde erstmalig die Aussicht, Astrozytome medikamentös zu behandeln.

## Ein neuer Wirkstoff ist gefragt

Der Wissenschaftler suchte daher nach einer Substanz, die das entzündungsauslösende Enzym auch im Tumorgewebe des Gehirns hemmen konnte. Sie musste möglichst gut verträglich sein und die Blut-Hirn-Schranke überschreiten können, um überhaupt zum Tumorgewebe gelangen und dort wirksam werden zu können. Diese Voraussetzungen bot nun das ayurvedische Weihrauchpräparat H15 GUFIC, genauer die in ihm enthaltenen Boswellia-Säuren, aber wohl auch weitere noch nicht vollends identifizierte Wirkstoffe.

Es gab zu diesem Zeitpunkt bereits individuelle Therapieversuche, die darauf hindeuteten, dass H15 GUFIC auch bei bestimmten Gehirntumoren einen günstigen Effekt haben könnte. An der Neurochirurgischen Abteilung der Universitätsklinik Gießen wurde daraufhin eine kontrollierte Studie durchgeführt. Ziel der Versuchsreihe war es, die therapeutischen Wirkungen von H15 GUFIC auf Hirnödeme genauer zu testen und den Wirkmechanismus zu entschlüsseln.

## Weihrauchtabletten – wirksamer als Kortison

Von den dreißig Patienten, die an den Stadien III und IV, also hochbösartigen Astrozytomen des Gehirns erkrankt waren, erhielten jeweils zehn Personen sieben Tage lang das H15-GUFIC-Präparat in unterschiedlich starker Dosierung. Dabei konnte beobachtet werden, dass das Hirnödem, also die entzündliche Schwellung um den Tumor herum, in der Testgruppe, die mit der höchsten Dosis behandelt wurde, sehr auffallend abnahm. Der Weihrauchextrakt zeigte sogar einen besseren Effekt als ein üblicherweise dosiertes Kortisonpräparat. Damit hatte man einen wichtigen Behandlungserfolg erreicht und vor allem Begleitsymptome des Tumorödems, unter denen die Betroffenen in der Regel sehr leiden, wie starke Kopfschmerzen, Übelkeit, Brechreiz oder Nervenausfälle, gelindert. Wie sich zeigte, kommt es bei der H15-GUFIC-Therapie vor allem auf die Dosierung des Medikaments an: Dreimal täglich drei Tabletten erbrachten einen deutlichen Therapieerfolg, eine Dosis von dreimal zwei Tabletten nur mäßige Effekte, während sich mit dreimal einer Tablette keine erkennbare Auswirkung zeigte.

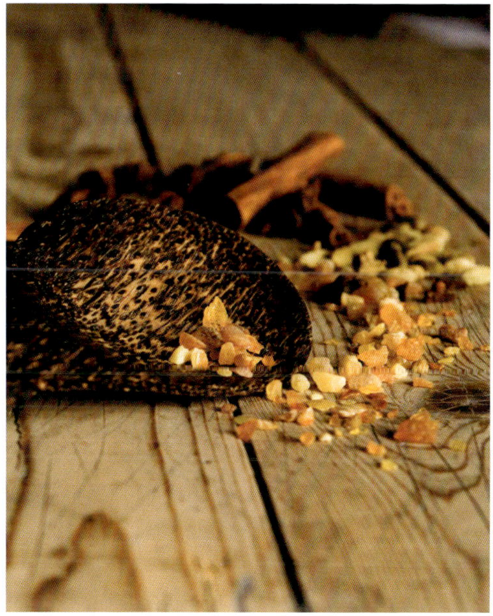

## Ein überraschender Zusatzeffekt

Der entfernte Tumor wird nach der Operation immer auf seine Zellbeschaffenheit mikroskopisch untersucht. Dabei stellte sich heraus, dass bereits nach dem achten Behandlungstag mit H15 GUFIC das Astrozytomgewebe bei 50 Prozent der Patienten zum Teil ausgedehnt und massiv zerfallen war.

Bei der Kontrollgruppe, die zuvor nicht mit dem Weihrauchpräparat behandelt wurde, war dies nur bei sieben Prozent der Fall. H15 GUFIC schien also nicht nur abschwellend zu wirken, sondern sogar Tumorzellen abzutöten – und das in so kurzer Zeit! Anders als bei der Wirkung am Ödem stehen derzeit allerdings noch zu wenig Daten zur Verfügung, um eine endgültige und wissenschaftlich fundierte Aussage treffen zu können.

Der indische Weihrauchextrakt dämmt nicht nur Entzündungsherde und somit Ödeme ein, sondern greift auch direkt in den Zellstoffwechsel ein.

## Ein Monteur der Tumorzelle wird ausgeschaltet

Die Hinweise scheinen sich aber zunehmend zu erhärten, dass H15 GUFIC bestimmte Tumorzellen abtöten kann. Die Arbeitsgruppe um Prof. Simmet hatte nämlich einen weiteren Effekt des Weihrauchharzes herausgefunden: Wurden Zellkulturen von bösartigen Astrozytomen oder Glioblastomen mit isolierten Boswellia-Säuren versetzt, dann starben die Tumorzellen ab, weil ein weiteres Enzym in den Zellen, die *Topoisomerase*, blockiert wurde. Dieses Zellenzym ist eine Art Monteur für die genetische Struktur der DNS in der Zelle. Die Topoisomerase schneidet aus dem Doppelstrang des Erbmoleküls Stücke heraus, baut diese an anderer Stelle wieder ein und kann somit die Spiralform der DNS-Doppelhelix verändern. In gesunden Zellen repariert sie auf diese Weise Defekte und wirkt so ganz wesentlich an Zellteilungsvorgängen mit. Da in den Astrozytom-Tumorzellen eine sehr hohe Aktivität des Enzyms gemessen werden konnte, bedeutet das, dass ihre Monteursarbeit auch in entarteten Krebszellen sehr gefragt sein muss. Wird sie nun durch Boswellia-Säuren ausgeschaltet, zerfällt – so vermuten die Wissenschaftler – die tumorspezifische Strukturordnung der DNS, und die Tumorzellen sterben ab.

## Apoptose – der programmierte Zelltod wird eingeleitet

In gesunden Zellen tickt eine biologische Uhr, ihre Lebensdauer ist sinnvollerweise begrenzt. Die Zellularbiologie nennt das natürliche, selbst gesteuerte Absterben einer Zelle Apoptose (von griechisch „apo“ = „weg“ und „ptosis“ = „Fall“). Die Apoptose ist also eine Art programmierter und genetisch gesteuerter Zelltod. Diese Einrichtung der Natur ist paradoxerweise lebenserhaltend und evolutionsfördernd, denn durch das zeitgerechte Absterben und die gleichzeitige Geburt neuer Körperzellen erneuert sich der Organismus. Seine Struktur wird erhalten und er bewahrt seine vitalen und geordneten Funktionen. Nicht so bei der Krebszelle: Sie hat den Selbstzerstörungsmechanismus ausgeschaltet und wuchert egoistisch, um die Alleinherrschaft im Zellenstaat zu erlangen. Dabei verdrängt sie gesunde Zellen und Gewebe, schädigt Organe und ihre Funktionen und führt schließlich unbehandelt zum Tod des Gesamtorganismus.

Die Kardinalfrage der Tumorforschung lautet daher: Wie umgeht die Krebszelle ihre Apoptose, und wie kann der programmierte Zelltod wieder eingeleitet werden?

## Boswellia-Säuren leiten die Apoptose ein

Eine zentrale Rolle spielt hierfür eine Gruppe von eiweißspaltenden (proteolytischen) Enzymen, die so genannten Caspasen. Sie vermitteln Apoptose über eine ganze Kaskade biochemischer Prozesse, die sie in Gang setzen. Die Keto-Boswellia-Säuren des Weihrauchharzes aktivieren die Caspase 8 und hemmen über diesen Weg das Wachstum von menschlichen Dickdarmkrebszellen (HT-29-Zellen) und leiten so die Apoptose ein.

Die Fähigkeit der Boswellia-Säuren des Weihrauch das Wachstum von Tumorzellen zu hemmen oder sie abzutöten – auch über andere Mechanismen als die Apoptose –, wurde bei unterschiedlichen Krebsarten gefunden: Leukämiezellen, Bindegewebstumore des Gehirns (Gliom), Gehirnhauttumore (Meningeom), Prostata-Krebs und Leberkrebs. Allerdings nur in Tierversuchen und in Zellkulturen!

## Tumorhemmung leider nicht immer wirksam

Leider bilden sich trotz der eindrucksvollen Einzelfallberichte und der Laborergebnisse Gehirntumore nicht immer wie erhofft zurück. So konnten verschiedene Forschergruppen unter der Weihrauchtherapie zwar regelmäßig eine deutliche Abnahme des Hirnödems feststellen, jedoch nicht, wie bei den Fällen von Professor Simmet, einen Rückgang des Hirntumors selbst. Warum es in einigen Fällen funktioniert und in anderen nicht, ist bisher nicht geklärt.

**Operation kann heilen**
Bestimmte Hirntumore können nur durch eine Operation dauerhaft geheilt werden. Die Heilungschancen hängen aber sehr vom Tumortyp, seiner Größe und Ausdehnung, seiner Lage im Zentralnervensystem und natürlich von der Gut- oder Bösartigkeit des Gewebes ab.
Sehr ungünstig sind die Aussichten bei den bösartigen Astrozytomen und vor allem beim Glioblastom. Beide Tumore sitzen meist in den Großhirnhälften oder im so genannten Balken, der Verbindung zwischen rechter und linker Gehirnhälfte, und breiten sich sehr schnell aus. Da sich bei beiden Typen immer kleine Zellableger bilden, die der Chirurg nicht erkennen oder erreichen kann und die sich innerhalb weniger Monate erneut zu einem ausgedehnten Tumor auswachsen, können sie durch eine Operation nur für relativ kurze Zeit zurückgedrängt werden. Daher ist es notwendig, die operierte Gegend nachzubestrahlen, was zwar die Entwicklung einer neuen Geschwulst verzögert, leider aber nicht verhindert.

## Wer betroffen ist, für den ist Hilfe ein Wunder

Ein Patient wurde im April 1996 an einem bösartigen Glioblastom operiert. Als Nachbehandlung wurde eine Strahlentherapie durchgeführt. Trotz dieser Maßnahmen entdeckten die Ärzte bereits im November des gleichen Jahres eine erneute Zellwucherung, die Prognose war sehr ungünstig. Da der Tumor auf das Nervenzentrum drückte, litt der Patient unter anderem an Sprach- und Sehstörungen. Nach einer Erholungskur begann der Patient im Januar 1997 mit der Einnahme von H15 GUFIC in einer Dosierung von dreimal täglich drei Tabletten.

Erstaunlich war: Er konnte schon nach wenigen Wochen wesentlich deutlicher sprechen und schon wieder etwas lesen. Bei einer Kernspin-Untersuchung konnte zur Überraschung des Radiologen kein weiteres Ausbreiten des Tumors festgestellt werden – ein sehr ermutigendes Behandlungsergebnis.

## Rückbildung des Tumors

Noch eindeutiger verlief die Behandlung eines Patienten, dem im Januar 1997 ebenfalls ein Glioblastom operativ entfernt wurde. Ab März nahm er täglich dreimal drei H15-GUFIC-Tabletten ein. Heute kann er berichten:

*»Bis heute habe ich 16 Päckchen verbraucht und muss feststellen, dass die Therapie eindeutige Erfolge zeigt. Bei jeder durchgeführten Computertomografie erscheinen die Reste des Tumors kleiner ...«* Nebenwirkungen sind durch die Einnahme des Mittels nicht aufgetreten.

## Wirkung selbst in schwersten Fällen

Selbst bei sehr fortgeschrittenen Fällen konnten mit H15 GUFIC überraschende Behandlungserfolge erreicht werden. Ein besonders eindrucksvoller Krankheitsverlauf, der stellvertretend für viele steht, kommt aus den USA:

Eine ältere Dame war wegen eines Glioblastoms bereits mehrmals operiert und auch bestrahlt worden. Der Tumor wuchs jedoch unaufhörlich weiter, sie litt unter schweren Geh- und Sprachstörungen. Im Januar 1997 war sie nur noch zum Sterben nach Hause entlassen worden. Um diese Zeit begann sie mit der Einnahme des Weihrauchextraktes.

Ihr Sohn schreibt im Februar 1997:

*»Nahezu mit dem ersten Tag der Tabletteneinnahme besserten sich das Aussehen und die körperlichen Ausfälle meiner Mutter, und zwar anhaltend und stetig. Ihre Übelkeits- und Schwindelsymptome sind praktisch verschwunden, und durch die Besserung ihrer körperlichen Fähigkeiten hat auch ihre Zuversicht so zugenommen, dass sie zu Hause ohne Hilfe wieder selbst zurecht kommt. Sie hat sogar für kurze Zeit ihr Büro aufgesucht und ist einkaufen gegangen!«*

**Selbst bei fortgeschrittenen Hirntumoren konnten mit H15 GUFIC spürbare Besserungen erzielt werden. Ob das indische Weihrauchharz auch andere Krebsgeschwulste eindämmt, ist noch offen.**

## Hilfe auch bei anderen Tumoren?

Nach diesen ermutigenden Beispielen aus der Gehirntumorbehandlung liegt natürlich die Frage nahe, ob der Weihrauchextrakt auch andere Krebsgeschwulste eindämmen kann. Nach Meinung von Prof. Simmet ist das theoretisch denkbar. Dazu bedarf es aber weiterer Erfahrungen und gezielter Studien. Einige positive Einzelfälle lassen die Möglichkeit zumindest hoffen:

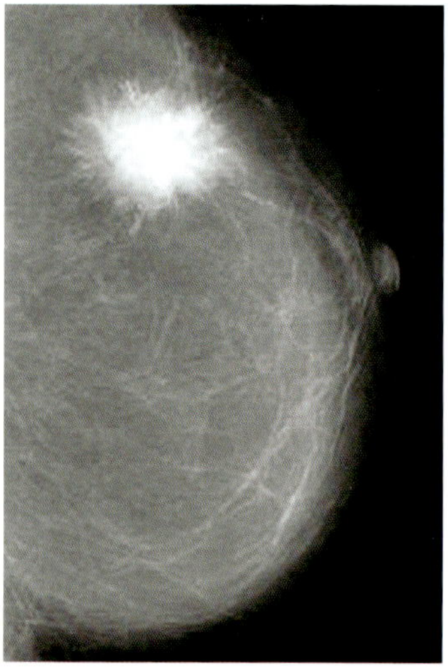

Krebsgeschwulst in der Brust

Einer Frau musste im Oktober 1994 wegen einer bösartigen Geschwulst eine Brust entfernt werden. Trotz der operativen Entfernung des Krebsherdes entdeckten die Ärzte zwei Jahre später drei Metastasen im Gehirn. Nach einer Serie von Bestrahlungen bildeten sich diese zunächst zurück, eine im Kleinhirn gelegene Tochtergeschwulst begann ein Jahr später jedoch erneut zu wachsen. Im September war eine Krebswucherung an der linken Nebenniere dazugekommen. Die Situation erschien nun hoffnungslos für die Patientin.

Ihre Schwester hatte von den Behandlungserfolgen mit H15 GUFIC gehört, das die Patientin unter Betreuung eines Arztes ab August 1997 in einer Dosis von dreimal täglich zwei Tabletten einnahm. Danach geschah ein kleines Wunder! Innerhalb von nur sechs Wochen bildete sich die Kleinhirnmetastase erheblich zurück, nach weiteren zwei Monaten war sie völlig verschwunden. Der Radiologe konnte in den Kernspin-Aufnahmen nur noch Reste des Tumorgewebes feststellen.

Mithilfe des Weihrauchpräparats konnte also die Gehirnmetastase eines Brustkrebses nahezu völlig zurückgedrängt werden. Dies ist aber vorerst nur ein Einzelfall. Daraus kann und sollte noch in keiner Weise geschlossen werden, dass das Weihrauchmedikament in vergleichbaren Fällen eine ähnliche Wirkung entfalten wird. Daneben ist ungeklärt, warum die Metastase in der Nebenniere nicht ebenfalls auf die Behandlung angesprochen hat.

# Weihrauch bei Tieren

Die heilende Wirkung von Weihrauch wird immer wieder auch bei Tieren beobachtet. So rief mich nach der Erstveröffentlichung dieses Buches eine meiner Patientinnen an und bat um Rat wegen der Krankheit ihrer geliebten Katze. Bei dem damals 11-jährigen Tier war in der Tierklinik Hautkrebs (Malignes Melanom) am linken Bein festgestellt worden. Die Ärzte sahen keine Behandlungsmöglichkeit mehr. Man vermutete bereits Metastasen, weshalb selbst eine Beinamputation keinen Sinn zu machen schien. Die an sich schon zierliche Katze war inzwischen ziemlich abgemagert, wollte nicht mehr so recht fressen und schien dem Tode entgegenzugehen.

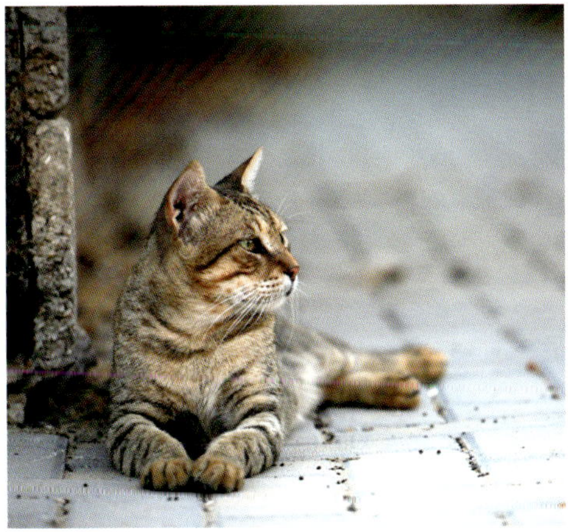

Wir versuchten daher als letzte Möglichkeit eine Therapie mit H15 GUFIC, zweimal täglich 1/2 Tablette. Pulverisiert unter das Futter gemischt nahm die Katze trotz (oder vielleicht sogar wegen) des Weihrauchgeruchs das Mittel mit dem Futter zu sich. Die Wirkung war erstaunlich. Die Katze erholte sich zusehends, der Appetit wurde täglich besser und der Tumor war schließlich nach einer Behandlungszeit von 9 Monaten vollständig verschwunden! Die Katze lebte bis vor Kurzem völlig gesund und starb im Alter von 21 Jahren einen natürlichen Tod.

### Besserung bei Arthrose

Auch im Falle ausgeprägter rheumatischer Beschwerden eines Hundes, bei dem Arthrosen (Abnutzungen) der Gelenke festgestellt wurden, half Weihrauch hervorragend. Die 16 jährige Hündin „Mucki", ein kleiner Mischling, konnte drei Jahre lang nur unter Schmerzen laufen, humpelte und verweigerte zunehmend den täglichen Spaziergang mit seiner Herrin. Die Tierärztin hatte Schmerzmittel und allopathische Rheumamedikamente, kurzzeitig auch Kortison, verordnet. Trotz der recht starken Mittel besserten sich die

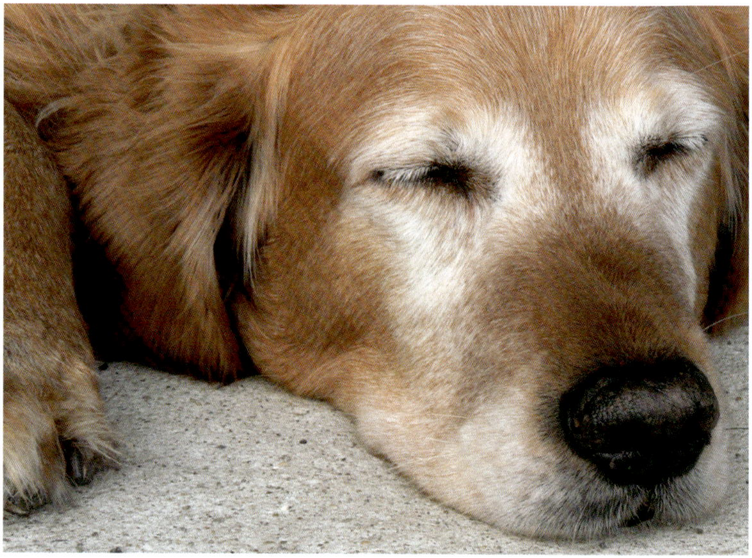

Beschwerden des Tieres nicht wesentlich und vor allem nicht anhaltend. Auch hier half Weihrauch. Auf die anfängliche hohe Dosis von 2 x 1 Tablette H15 GUFIC, unter das Futter gemischt, kam es zunächst zu Durchfall. Die halbe Dosis hat die Hündin dann aber anstandslos vertragen, und bereits nach zwei bis drei Wochen waren die Beschwerden erheblich besser und verschwanden in der Folgezeit völlig. Die Therapie wurde auf diese Weise gut drei Monate fortgeführt und die Tierhalterin freute sich, dass ihr Hund wieder sprang und tollte und laufen konnte wie vor der Erkrankung. Die Weihrauchtherapie wurde dann für einige Wochen unterbrochen, und allmählich stellten sich die alten Beschwerden wieder ein.

Weihrauch kann natürlich keine Arthrose beseitigen, aber wirksam Schmerz und Entzündung lindern, weshalb durchaus eine Dauertherapie erforderlich sein kann oder zumindest eine Phasentherapie mit behandlungsfreien Intervallen.

## Auch tiermedizinische Studie bestätigt Wirksamkeit

Dass es sich hier nicht um einen Einzelfall handelt, bestätigt eine tiermedizinische Studie.

Professor Reichling und seine Kollegen vom Institut für Pharmazie und Molekulare Biotechnologie (IPMB) der Ruprecht-Karls-Universität in Heidelberg haben 29 Hunde mit chronischen Gelenkerkrankungen (Arthrose) und Rückenmarkserkrankungen (Bandscheibenvorfall, Abnutzungen) mit einem Weihrauchrein-extrakt (400 mg/10 kg Körpergewicht, 1 x täglich, 6 Wochen lang) behandelt. Schon nach zwei Wochen konnte bei über 70 % der behandelten Tiere eine klare Besserung festgestellt werden. Nach sechs Wochen kam es auch zu einem deutlichen Rückgang von Krankheitszeichen wie Lahmheit, lokaler Schmerzen und Steifigkeit.

# Wie wirkt Weihrauch in der Zelle?

Bisher habe ich im Wesentlichen drei Hauptgruppen von Krankheiten besprochen, bei denen das indische Weihrauchpräparat gesicherte Heilerfolge brachte: rheumatische Entzündungen, chronische Darmerkrankungen und Hirntumore.

H15 GUFIC wurde aber inzwischen von vielen tausend Patienten angewendet und erwies sich immer wieder auch bei ganz anderen Krankheitsbildern als wirksam. Wie lässt sich das erklären?

Bei der Suche nach einer Antwort werden wir mit einer bemerkenswerten Eigenschaft unseres Organismus konfrontiert: So völlig unterschiedlich die einzelnen Krankheiten auch erscheinen mögen, so einheitlich sind die Mechanismen, die in den Zellen und Geweben zu Schmerz und Entzündung führen. Der Körper spricht eine Sprache, um ganz unterschiedliche Formen des Krankseins mitzuteilen.

## Arachidonsäure – Ursache von Entzündung und Schmerz

Im Mittelpunkt des Entzündungsgeschehens steht eine ungesättigte Fettsäure, die *Arachidonsäure*. Sie ist die Substanz, aus der spezialisierte Enzyme die verschiedenen Entzündungsmediatoren herstellen. Damit ist sie ein wesentlicher Verursacher von chronischen Entzündungen.

### Woher kommt diese Fettsäure?

Bis vor Kurzem haben Ärzte auf die Frage von Rheumapatienten, ob sie auf bestimmte Nahrungsmittel achten sollen, nur abgewunken. »Essen Sie, was Ihnen schmeckt«, lautete meist die Antwort. Diese konnten den allzu simplen Rat oft nicht glauben, hatten sie

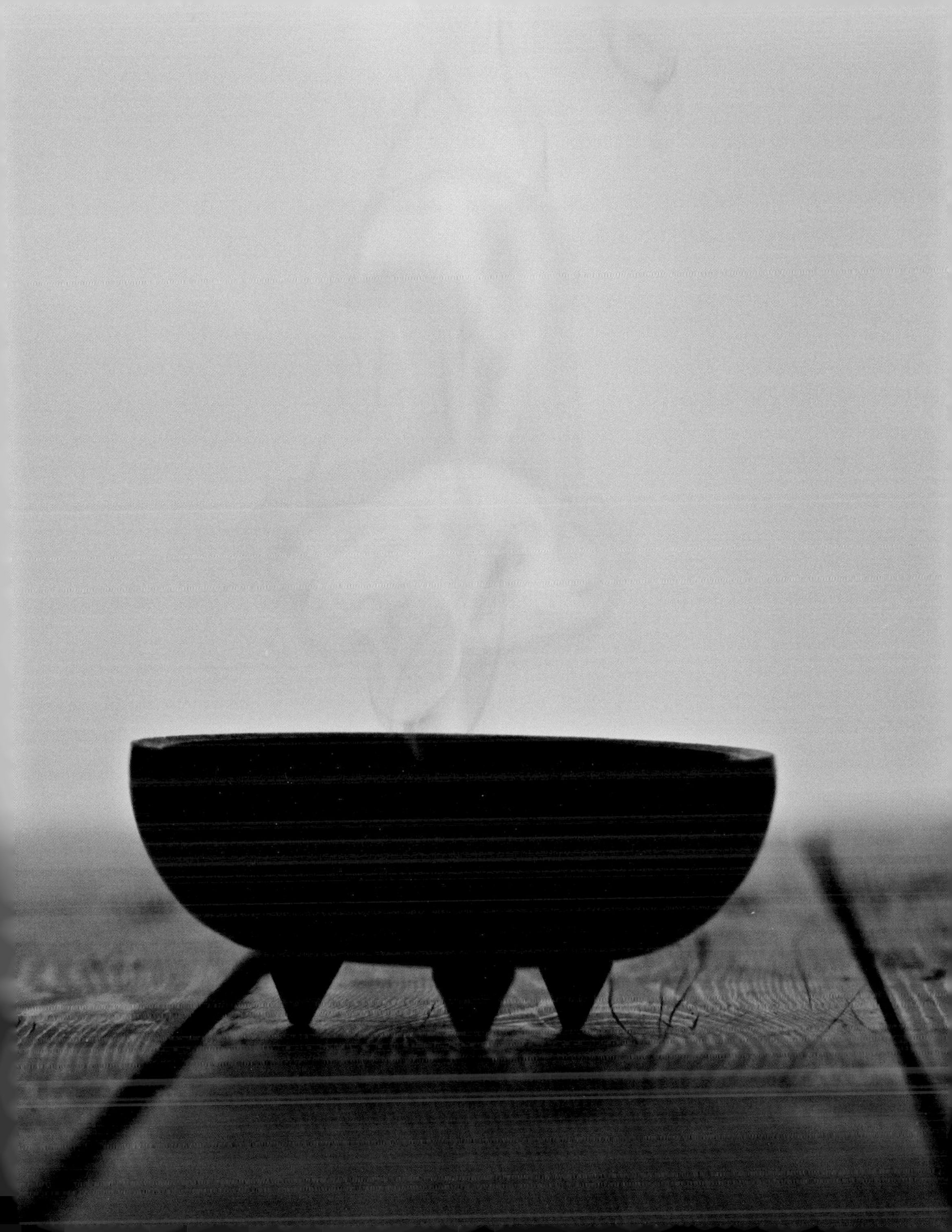

Entzündungsursache Ernährung: Die Arachidonsäure, eine ungesättigte Säure aus tierischen Lebensmitteln, konnte als auslösender Faktor für rheumatische Beschwerden entlarvt werden.

doch vielleicht am eigenen Leibe erfahren, dass Fasten und vegetarische Kost die Beschwerden spürbar linderten.

Die Schulmedizin hat jetzt selbst nachgewiesen, dass vegetarische Ernährung sich sehr günstig auf Entzündungsprozesse auswirkt, und hat dafür inzwischen auch eine plausible Erklärung gefunden: die Arachidonsäure, die ausschließlich mit tierischen Nahrungsmitteln zugeführt wird. Der Stoff also, aus dem ganz wesentlich die Entzündung gemacht wird, ist in Fleisch, Wurst, Fisch und Eiern in hoher Konzentration enthalten. In pflanzlichen Nahrungsmitteln fehlt er dagegen nahezu völlig.

Ist falsche Ernährung also die alleinige oder die wichtigste Ursache für chronische Entzündungen? Leider nicht. Bei vielen chronischen Krankheiten ist eine richtige und individuelle Ernährung zwar oft von entscheidender Hilfe für den Patienten und unterstützt die notwendigen Therapieverfahren somit wesentlich. Es gibt neben der Ernährung jedoch noch eine ganze Reihe weiterer Faktoren, die Entzündungen entfachen oder fördern.

## Weitere Übeltäter – die Freien Radikale

Ein ganz entscheidender Faktor, der in den Arachidonsäurestoffwechsel eingreift und ihn erst so richtig in Gang bringt, sind so genannte Freie Radikale. Sie stehen heute im Mittelpunkt der medizinischen Forschung, denn wahrscheinlich gehen etwa 90 Prozent aller Krankheiten auf ihr Konto.

Der Übeltäter ist kein anderer als der für alle Lebensvorgänge so unentbehrliche Sauerstoff. Durch eine kleine Veränderung in seiner Atomhülle entsteht eine überschüssige Elektronenladung, die ihn zu einem äußerst reaktiven Molekül in verschiedenen Verbindungen macht. Er oxidiert dadurch Fettsubstanzen im Körper, macht sie also im wahrsten Sinne des Wortes ranzig, und zerstört auf die gleiche Weise Körperzellen und Gewebe. Damit nicht genug. Dieser radikale Sauerstoff aktiviert ganz intensiv die Enzyme, die dann die Arachidonsäure zu den Entzündungsstoffen umwandeln.

**Arachidonsäure – der Stoff, aus dem Entzündungen entstehen**
Mit der in den westlichen Industrienationen üblichen Kostform nehmen wir pro Tag etwa 300 mg dieser Fettsäure zu uns, die zu etwa 90 Prozent unverstoffwechselt zu den Körperzellen gelangt. Der Bedarf des Körpers liegt aber nur bei etwa 1 mg! Die überschüssige Säure stellt somit eine erhebliche Belastung für den Organismus dar, besonders dann, wenn durch vielfältige andere Einflüsse wie Stress, Umweltbelastungen, emotionale Spannungen oder bestehende Krankheiten die Regulationskapazität unseres Organismus überschritten wird.

Freie Radikale entstehen durch vielfältige Faktoren. Einige der wichtigen Ursachen für deren übermäßige Bildung sind psychischer und körperlicher Stress, ungesunde Ernährung, Alkohol, Nikotin, zahlreiche chemische Stoffe, auch Medikamente, Strahlentherapie sowie intensive natürliche Strahlung, zum Beispiel zu langes Sonnenbaden.

Freie Radikale sind äußerst aggressive Moleküle, die im Organismus Kettenreaktionen auslösen und ihr zerstörerisches Potenzial auf Zellebene entfalten.

## Den Stoffwechsel der Arachidonsäure natürlich regulieren

In der biochemischen Forschung suchte und entwickelte man daher Möglichkeiten, in den Umwandlungsprozess der Arachidonsäure einzugreifen und die Bildung von Entzündungsstoffen ursächlich zu verhindern. Das kann auf zwei Wegen erreicht werden: durch Antioxidanzien – Substanzen, die den freien Radikalen entgegenwirken – oder durch Stoffe, die die Enzymsysteme hemmen und damit verhindern, dass Entzündungsmediatoren hergestellt werden. In diese zweite Gruppe gehört auch der indische Weihrauchextrakt. Präparate und Natursubstanzen können dabei gleichzeitig mehrere Wirkungen haben und an verschiedenen Stellen ansetzen.

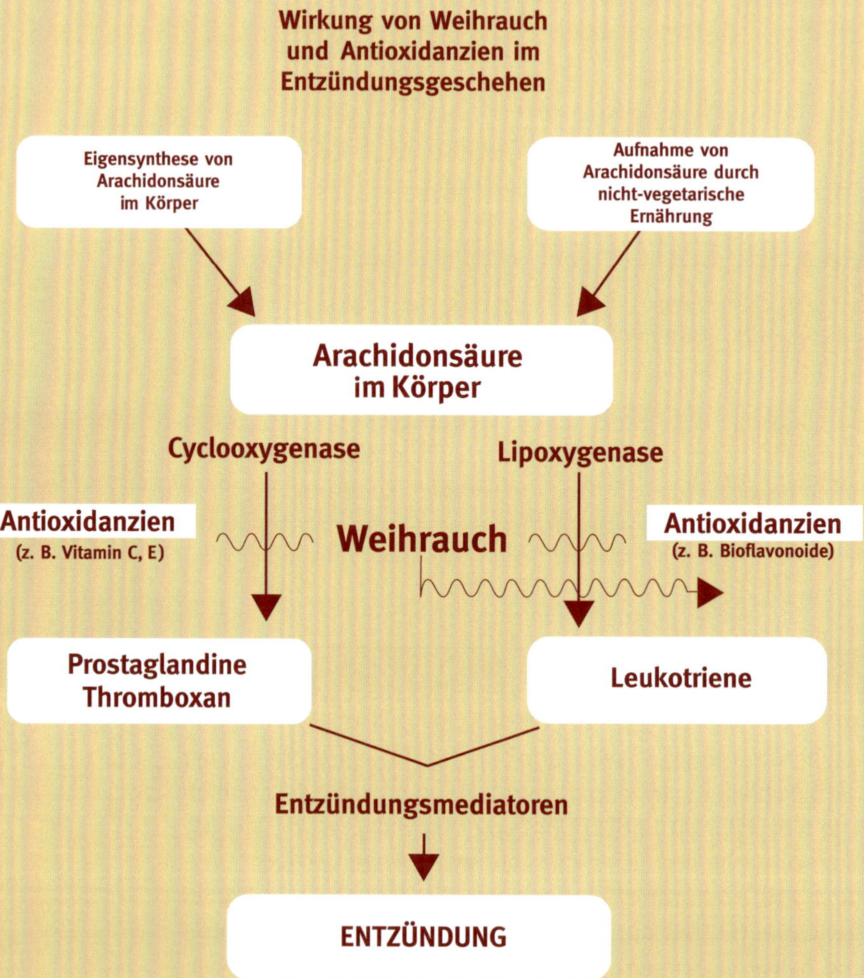


Entzündung entsteht durch enzymatische Umwandlung von Arachidonsäure in Entzündungsmediatoren. Die Boswellia-Säuren hemmen spezifisch, nicht-oxidativ und nicht-kompetitiv die 5-Lipoxygenase und damit effektiv die Bildung der Leukotriene, die wichtigsten Verursacher und »Aufrechterhalter« verschiedener chronischer Entzündungen.

## Antioxidanzien – Schutzstoffe aus dem Kräutergarten der Natur

Eine wichtige Gruppe sind die so genannten Antioxidanzien. Sie neutralisieren die freien Sauerstoffradikale und bremsen dadurch den Abbau der Arachidonsäure durch die Enzyme. Darunter sind auch Substanzen, die wir sogar täglich mit der Nahrung aufnehmen: Vitamine, Spurenelemente, Mineralien und so genannte Bioflavonoide oder Pflanzenfarbstoffe. Diese natürlichen Antioxidanzien werden auch in der Medizin gezielt und therapieunterstützend, zum Beispiel gegen Rheuma, eingesetzt. Ein weiteres wirkungsvolles Antioxidans mit dem Namen Amrit Kalash kommt aus der ayurvedischen Medizin. Dieses inzwischen weltweit bekannte Pflanzenpräparat neutralisiert äußerst effektiv Freie Radikale und greift sogar an verschiedenen Stellen des Arachidonsäurestoffwechsels ein. Es besteht aus vitaminhaltigen Früchten, Heilkräutern und anderen Natursubstanzen. Diese natürlichen und die von der Industrie entwickelten chemischen Substanzen setzen jeweils an verschiedenen Punkten des Arachidonsäurestoffwechsels an und wirken unter anderem auch deshalb unterschiedlich stark.

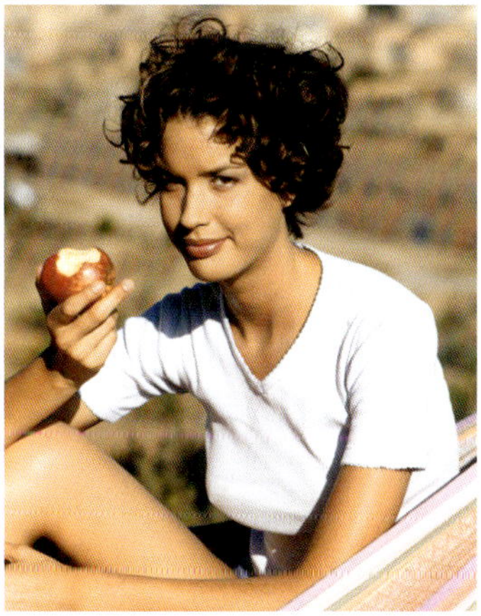

## Zündstoff und Kohlen fürs Feuer

Doch was macht den Weihrauch mit seinen Boswellia-Säuren als entzündungshemmenden Naturstoff so besonders wertvoll? Zur Beantwortung dieser Frage sollten wir uns zuvor kurz mit den beiden wichtigen Entzündungsmediatoren befassen, die aus der Arachidonsäure hervorgehen, den *Prostaglandinen* und *Leukotrienen*. Diese Botenstoffe werden von zwei unterschiedlichen Enzymsystemen gebildet und beeinflussen die Entzündungsvorgänge daher verschiedenartig. Während die Prostaglandine, vereinfacht ausgedrückt, den »Zündstoff« liefern und die Entzündung entfachen, legen die Leukotriene zusätzlich »Kohlen ins Feuer« und halten den Entzündungsherd am Brennen.

Das Fehlen eines auch am Menschen einsetzbaren Hemmstoffes stellt das größte Hindernis in der weiteren Erforschung von chronischen Entzündungen dar.

Um die Wirkung der Prostaglandine zu hemmen, stehen uns relativ viele natürliche und synthetische Mittel zur Verfügung.

Die häufig verordnete Rheumasubstanz Diclofenac gehört ebenso dazu wie Aspirin® oder die Salicylate, die bei chronisch-entzündlichen Darmkrankheiten eingesetzt werden. Das Problem solcher Medikamente ist leider, dass sie lediglich den Einfluss der Prostaglandine unterdrücken, aber nicht die Auslöser beseitigen und außerdem Nebenwirkungen besitzen. Ihre Wirkstoffe setzen daneben an dem Glied der Entzündungskette an, das zwar leicht zu beeinflussen ist, aber bei den chronischen Entzündungskrankheiten oft nicht entscheidend greift.

Eine Schlüsselfunktion bei vielen Entzündungskrankheiten übernehmen dagegen die Leukotriene. Diese Entzündungsstoffe werden von dem Enzym 5-Lipoxygenase (siehe Seite 34) gebildet und halten vorwiegend chronische Entzündungen aufrecht. Nach einem Medikament, das hier ansetzt, das heißt in den Enzymstoffwechsel eingreift und die Leukotrien-Synthese hemmt – und zwar ohne gravierende Nebenwirkungen – wurde in der Medizin seit Langem gesucht, aber bislang nicht gefunden.

### Einzigartiger Wirkmechanismus

Der Wirkmechanismus des Weihrauchpräparats konnte nicht nur experimentell getestet, sondern auch am Menschen nachgewiesen werden.

Genau diesen Therapieansatz erfüllt das indische Spezialextrakt H15 GUFIC. Es hemmt das Enzym 5-Lipoxygenase und verringert dadurch effizient die Ausschüttung der Leukotriene. Und es ist beim Kranken wirksam, und zwar ohne nennenswerte Nebenwirkungen. Das Besondere daran ist außerdem, dass die Boswellia-Säuren (siehe Seite 33) sich keine Konkurrenz machen lassen, wenn sie sich mit der 5-Lipoxygenase verbinden. Das heißt, sie werden aus dieser Verbindung nicht wieder verdrängt, was sonst häufig der Fall ist, wenn Arzneimittel eine Wirkposition im biochemischen Stoffwechsel besetzen. Auch dies ist offensichtlich ein wichtiger Faktor für die außerordentliche therapeutische Wirkung.

## Behandlungschancen für weitere Krankheiten

Aus der Aufdeckung dieses Wirkmechanismus ergeben sich neue Behandlungsmöglichkeiten für eine ganze Reihe von Erkrankungen, denen das gleiche biochemische Störprinzip zugrunde liegt (siehe Tabelle). Bei all diesen Krankheiten stellen die Leukotriene als Entzündungsmediatoren ein wichtiges Glied in der Kette von Entzündung, Schmerz und chronischer Krankheit dar. Zunächst ist das ein theoretisch möglicher Ausblick. Systematische wissenschaftliche Studien stehen hierzu noch aus, es gibt aber schon eine beachtliche Zahl von Einzelbeobachtungen.

**Erkrankungen, bei denen Leukotriene als Entzündungsvermittler eine entscheidende Rolle spielen:**

**Lungenerkrankungen**
Asthma bronchiale
Mucoviscidose
Akutes-Atemnot-Syndrom

**Allergische Erkrankungen**
Rhinitis allergica (Heuschnupfen)
Allergiebedingte Konjunktivitis (Bindehautentzündung)

**Gelenkerkrankungen**
Chronische Polyarthritis
Lupus erythematodes
Gicht
Lyme-Arthritis (von Borrelien verursachte Gelenkentzündung)

**Hauterkrankungen**
Urticaria (allergische Quaddelbildung der Haut)

**Magen-Darm-Erkrankungen**
Entzündliche Darmerkrankungen (Colitis ulcerosa, Morbus Crohn)
Akute Pankreatitis (Bauchspeicheldrüsenentzündung)
Leberzirrhose

**Erkrankungen des Zentralnervensystems**
Astrozytom, Glioblastom
Multiple Sklerose

**Herzerkrankungen**
Myocardiale Ischämie (Sauerstoffmangel des Herzmuskels bei Durchblutungsstorung)

## Positive Einzelfälle

Durch die Behandlung mit dem Weihrauchspezialextrakt H15 GUFIC konnten in den letzten Jahren bei einer ganzen Reihe von Krankheitsbildern eindrucksvolle Heilerfolge erzielt werden. Die folgenden Krankengeschichten stehen deshalb nur beispielhaft für viele Verläufe:

Bei Patienten mit **allergischem Asthma bronchiale**, die in Indien eine Behandlungskur mit Weihrauch machten, besserte sich das Allgemeinbefinden, der Auswurf von Schleim wurde geringer, die Atmung freier, der Spasmus der Bronchien ließ nach, auch die Anfälle wurden seltener.

Bei **Pollenallergie** scheint H15 GUFIC bereits in mehreren Fällen die Beschwerden deutlich verringert zu haben. Eine 21-jährige Frau, die seit ihrem 12. Lebensjahr beim Flug bestimmter Gräserpollen einen schlimmen Heuschnupfen bekam, nimmt seit zwei Jahren vorbeugend zweimal täglich zwei H15-GUFIC-Tabletten und konnte damit ihre allergischen Symptome wie Bindehautentzündung, laufende Nase und die Niesattacken wesentlich bessern.

Eine 40-jährige Frau, die an **Multipler Sklerose** leidet, war trotz der schulmedizinischen Standardtherapien teilweise an den Rollstuhl gefesselt. Vor etwa fünf Jahren begann sie mit der Einnahme von H15 GUFIC. Seither gehen die entzündlichen Schübe kontinuierlich zurück, die Muskelkraft nahm so weit zu, dass sie sich wieder alleine versorgen kann.

Auch eine 44-jährige Frau mit Multipler Sklerose erholte sich mit H15 GUFIC erstaunlich rasch, nachdem sie während eines hochakuten Schubes nicht mehr gehen konnte und unter starken Sehstörungen litt. Seitdem nimmt sie den Weihrauchextrakt in der Dosierung von dreimal täglich eine Tablette. Ein neuer Schub ist seither nicht mehr aufgetreten.

Eine 81-jährige Frau wurde wegen Verwirrtheitszuständen zu einem Nervenarzt überwiesen, der **Morbus Alzheimer** diagnostizierte. Diese Gehirnerkrankung ist nicht nur für die Betroffenen selbst, sondern auch für ihr soziales Umfeld enorm belastend. Unsere Patientin zeigte die klassischen Begleitsymptome einer Alzheimer-Erkrankung. Sie tyrannisierte ihre Umgebung, litt unter

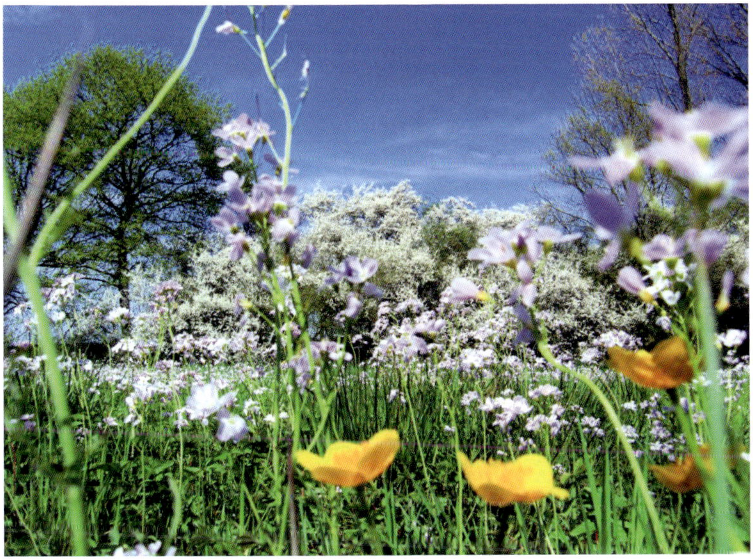

Auslöser einer Pollenallergie ist der Blütenstaub, der vom Wind verbreitet wird.

Stimmungsschwankungen und aggressiven Ausbrüchen, war zeitweise völlig desorientiert, erkannte ihre Angehörigen nicht mehr und verwechselte selbst ihre eigenen Kinder. Die H15-GUFIC-Behandlung zeigte bereits nach zwei bis drei Wochen eine leichte, nach sechs Wochen eine eindeutige Besserung ihres Allgemeinzustands. Nach drei Monaten fand sich die alte Dame wieder alleine zurecht und regelte ihre häuslichen Aufgaben wieder selbst. Zum Segen ihrer Umgebung treten auch keine Stimmungseinbrüche mehr auf.

Nach fünf Jahren (!), zeigte sich, dass durch die Einnahme von H15 GUFIC nicht nur das Fortschreiten der Erkrankung verhindert, sondern dass sogar eine deutliche Umkehr erreicht wurde. Das ist übrigens einer von mehreren Fällen, die einer Patentschrift beigelegt wurden, die H15 GUFIC als Mittel gegen dieses Krankheitsbild dokumentieren.

Erwarten Sie nun bitte nicht, dass Weihrauch auch **Aids** heilt. Aber eine bemerkenswerte Beobachtung soll an dieser Stelle nicht unerwähnt bleiben: Einem schwer an der Immunschwächekrankheit Aids erkrankten Wissenschaftler gelang es mit H15 GUFIC, eine bereits seit zwei Jahren bestehende Armlähmung zu beheben. Der Grund für solche Lähmungen und anderer Nervenfunktionsstörungen liegt in einer Erkrankung der weißen Hirnsubstanz (progressive multifocale Leukoenzephalopathie, PML), die durch eine Virusinfektion hervorgerufen wird.

Während eines stationären Klinikaufenthalts erhielt er das Weihrauchpräparat in einem Behandlungsversuch in einer Dosis von dreimal täglich zwei Tabletten. Die Wirkung war völlig überraschend: Innerhalb von acht Stunden nach der ersten Einnahme bildeten sich die Lähmungserscheinungen am Arm fast völlig zurück! Vier Wochen später – der Patient hatte H15 GUFIC bis dahin regelmäßig genommen – stellte sich die Lähmung, nachdem das Mittel eine Woche nicht lieferbar war, wieder ein und ging erst mit der Einnahme erneut zurück. Zwei weitere bewusste Auslassversuche verliefen analog und bestätigten den direkten Zusammenhang zwischen H15 GUFIC und der Lähmung.

Es scheint also, dass H15 GUFIC aufgrund seiner Fähigkeit, die Heilwirkung auf die Blut-Hirn-Schranke zu überwinden und Entzündungen zu lindern, auch diese Gehirnerkrankung bei Aids positiv beeinflussen kann.

## Resümee: H15 GUFIC oft wunderbar, aber kein Wundermittel

Der indische Weihrauchextrakt wirkt individuell verschieden. Einzig nennenswerte Nebenwirkung ist die Steigerung des Allgemeinbefindens.

Die Krankheitsverläufe in diesem Buch stehen stellvertretend für viele Patienten, die H15 GUFIC eingenommen haben. Manche Heilerfolge sind dramatisch, manche eher bescheiden, aber trotzdem erfreulich. Es soll aber nicht verschwiegen werden, dass es auch so genannte Therapieversager gibt. Falsch wäre die Behauptung, dass H15 GUFIC immer und bei jeder Krankheit und dann auch noch spektakulär hilft. Wer H15 GUFIC für die genannten Heilanzeigen anwendet, kann aber mit großer Wahrscheinlichkeit eine positive Wirkung erhoffen. H15 GUFIC ist also kein Wundermittel, obwohl es in Einzelfällen wunderbare Wirkungen zeigen kann.

## Positiver Nebeneffekt: verbessertes Allgemeinbefinden

Eines kann auf jeden Fall festgehalten weren: Ob H15 GUFIC ausschließlich oder in Verbindung mit weiteren Medikamenten eingenommen wurde, immer haben sich auch das Wohlbefinden und der allgemeine Zustand der Patienten verbessert. Und diese positive Begleiterscheinung ist ja nicht nur für den einzelnen Kranken, sondern auch für die längere Einnahme ein wichtiges Kriterium. Es scheint auch, dass mit diesem ayurvedischen Pflanzenpräparat nicht nur die Krankheitssymptome unterdrückt, sondern dass – wissenschaftlich zurückhaltend formuliert – ein Schritt in Richtung Heilung getan wird.

## Nebenwirkungen bisher unerheblich

Gerade bei diesem deutlich wirkenden Pflanzenheilmittel sind im Verhältnis zu den positiven Effekten die Nebenwirkungen unerheblich.

Bei bisher Tausenden von genau beobachteten klinischen Fällen kam es vereinzelt zu leichter Übelkeit, noch seltener zu Hautjucken. Beide Begleiterscheinungen verschwanden nach Absetzen von H15 GUFIC, zudem traten diese Effekte bei manchen Patienten nach einer Einnahmepause nicht wieder auf. Das ayurvedische Weihrauchpräparat H15 GUFIC kann daher als eines der sichersten, verträglichsten und zugleich wirkungsvollsten Heilmittel gegen eine Vielzahl von Erkrankungen bezeichnet werden. Als Arznei ist es nur in Apotheken erhältlich und kann nur auf Rezept abgegeben werden. Wo und wie Sie dieses und andere ayurvedische Pflanzenpräparate erhalten, erfahren Sie auf Seite 106.

## Medikamente sind wichtig, aber nicht alles!

An dieser Stelle noch ein wichtiger Punkt, der mir sehr am Herzen liegt: Medikamente – ob pflanzlich oder synthetisch hergestellt – können im Einzelfall viel leisten, sie sind aber nicht alles! Wer seinen Körper tagein tagaus mit Nikotin vergiftet, wer regelmäßig zu viel, zu schwer oder wider seine Natur isst, wer seinem Nervensystem permanenten Stress zumutet oder keine Möglich-

**Ein Fülle von Möglichkeiten**

Die jahrtausendealte ayurvedische Medizin – vor allem in der authentischen und umfassend erneuerten Form des »Maharishi-Ayur-Veda« – bietet dem modernen Menschen dafür eine Fülle von Richtlinien und unterschiedlichen Therapieansätzen, um bestehende gesundheitliche Störungen zu behandeln, zu bessern oder zu heilen. Daneben gibt es eine Reihe anderer, oft bemerkenswert wirksamer Pflanzenheilmittel. Ich habe diese und viele weitere praktische Anwendungen und Tipps zur Selbsthilfe und zur Unterstützung notwendiger ärztlicher Behandlungen in verschiedenen Büchern und Veröffentlichungen beschrieben. Die Verwendung von natürlichen Arzneien ist dabei zwar ein wichtiger, aber nur einer von vielen möglichen Ansätzen, die wir nutzen können und sollten. In den deutschsprachigen Ländern ist in den letzten Jahren bei Patienten und Ärzten das Interesse an der ganzheitlichen Medizin des »Maharishi-Ayur-Veda« enorm gewachsen. Mittlerweile gibt es eine große Anzahl von in Ayurveda ausgebildeten Ärzten. Daneben wurden spezialisierte Therapiezentren eingerichtet, in denen zum Teil mit beeindruckendem Erfolg chronische, sonst schwer behandelbare Krankheiten gebessert oder sogar geheilt werden konnten.

keit hat, einen Kummer oder die Angst, die ihm die Freude am Leben nimmt, zu bewältigen, der kann nicht erwarten, dass seine Gesundheit davon auf Dauer unberührt bleibt.

Auch wenn wir scheinbar gesund leben, können Krankheiten auftreten, die wir nicht allein mit einem einzigen Medikament, sondern auch mit anderen Mitteln und Möglichkeiten wirkungsvoll behandeln und letztlich oft auch heilen können. Wir sollten daher unseren Körper durch eine vernünftige Lebensweise gesund erhalten und Krankheiten dadurch heilen, dass wir möglichst ihre zugrunde liegenden Ursachen erkennen und beseitigen.

Wenn auch ein ayurvedisches (oder ein anderes naturheilkundliches oder schulmedizinisches) Präparat Krankheiten bessern oder scheinbar beseitigen kann, so ist es doch wichtig, grundlegend und ganzheitlich zu behandeln und durch die richtige Ernährung, durch Reinigungstherapien oder Entspannung und Meditation die Heilung zu unterstützen oder erst möglich zu machen.

# Im Spannungsfeld von Wunderglauben und Ignoranz

Der indische Weihrauchextrakt ist kein Wundermittel. Die positiven Therapieerfolge zeigen allerdings, dass H15 GUFIC ein wirksames Heilmittel ist.

Im Umfeld des ayurvedischen Weihrauchpräparats gab und gibt es leider nicht nur Heiterkeit und Sonnenschein. Wie so oft, wenn neue und vor allem wirksame Heilmittel aus der Apotheke der Natur auf den Markt kommen, gibt es gehörige Turbulenzen. So auch bei H15 GUFIC.

Solange ein Mittel nur gegen »Husten-Schnupfen-Heiserkeit« hilft – also den großen Topf der bisher nur schwer zu behandelnden, chronischen Krankheiten nicht berührt – erregt es selten den Argwohn der etablierten medizinischen Wissenschaft, und natürlich nimmt auch die Öffentlichkeit nur wenig Notiz davon. Im Zusammenhang mit schweren Erkrankungen entsteht dagegen häufig ein Spannungsfeld zwischen zwei konträren Positionen. Die einen sprechen gar von »Wundermittel« und schüren damit überhöhte Erwartungen. Die anderen, meist aus der medizinischen Fachwelt, kritisieren und ignorieren schlichtweg einzelne positive Therapieerfolge und bemängeln das Fehlen von »wissenschaftlichen Untersuchungen«.

## Wissenschaftlich gesichert – kein Begriff von Verlässlichkeit

Bei dieser Expertendefinition sollte man Folgendes bedenken: »Wissenschaftlich gesichert« ist ein Begriff, der sich nicht immer auf objektive, klare Daten und Gesetzmäßigkeiten gründet, sondern oft nur Trends, Stimmungen oder Interessenrichtungen repräsentiert. Zwar ist eine wissenschaftliche Absicherung in einem

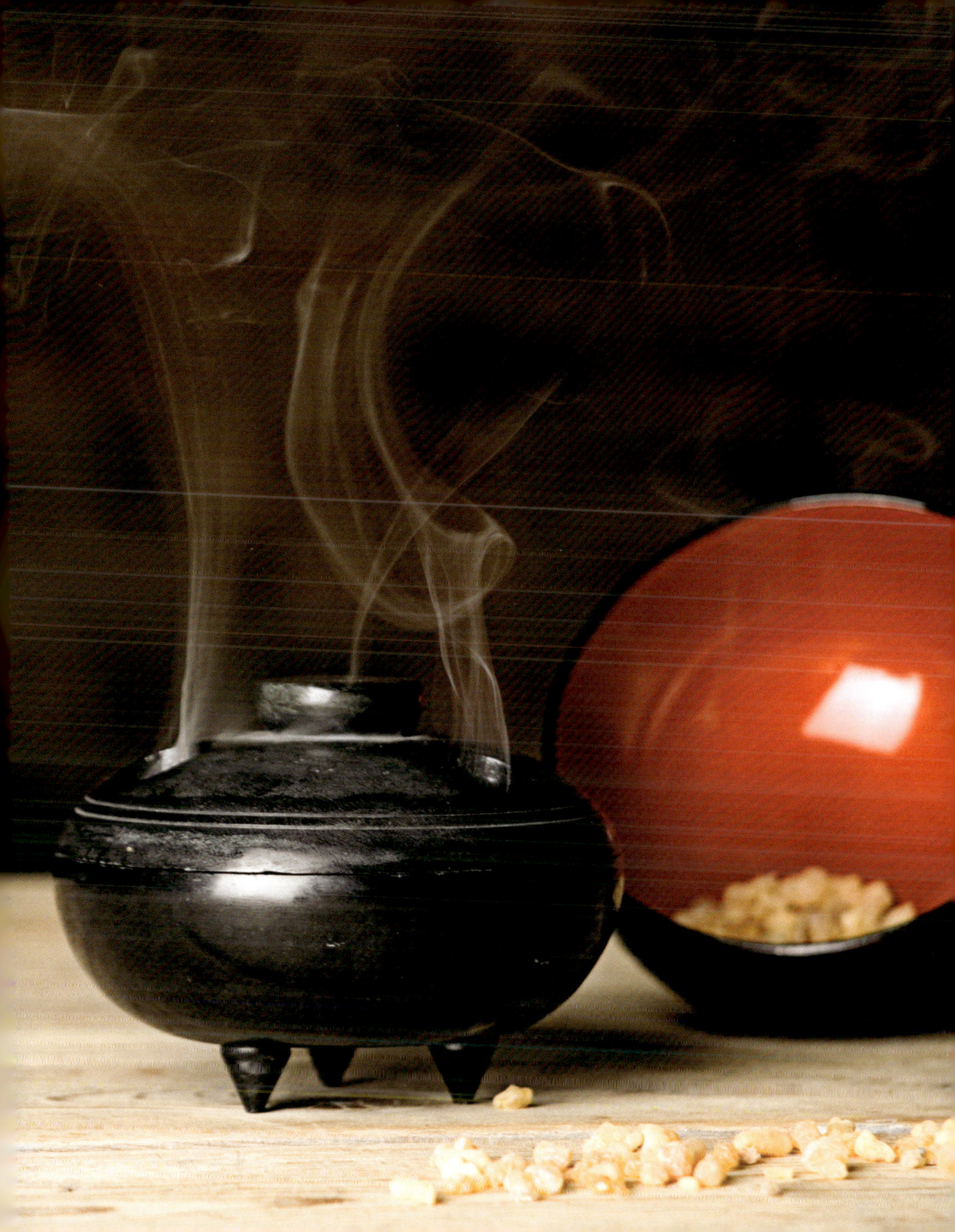

gewissen Rahmen grundsätzlich wünschenswert, sie ist in der Regel aber mit erheblichen Hindernissen und finanziellem Aufwand verbunden. Die geforderten Studien kosten oft Millionen, ziehen sich über Jahre hin, während wertvolle Zeit verstreicht. Sollte denn der Kranke in der Zwischenzeit ohne wirksame Hilfe bleiben, sollten die Ärzte mit der Behandlung warten, bis die so genannte »Wissenschaftlichkeit« schließlich irgendwann erbracht ist?

## Anerkannte Medikamente und die Illusion von Sicherheit

Man gebe sich bitte keiner Illusion hin! »Wissenschaftlich gesichert« bedeutet bei Weitem nicht, dass man als Patient die Sicherheit hat, dass das Medikament hilft, wie das folgende Beispiel zeigt:

»Wissenschaftlich gesichert« weckt häufig die Illusion von sicherer Wirkung. Die Realität sieht dagegen manchmal anders aus.

Hepatitis C kann sehr schwere Formen annehmen. Bisher war mit den Mitteln der Schulmedizin kaum Hilfe möglich. Nun wurde mit Interferon, einem körpereigenen Abwehrstoff, der mit großem bio-technischen Aufwand hergestellt wird, eine solche Hilfe auf den Markt gebracht – wissenschaftlich gesichert, versteht sich. Im Klartext bedeutet dies allerdings: Interferon scheint bei etwa zehn bis zwanzig Prozent der Patienten positive Effekte zu zeigen, beim Rest nicht! Dabei sind erhebliche Nebenwirkungen zu erwarten, und die Behandlungskosten sind enorm, sie gehen bei manchen Patienten in die Hunderttausende. Ob das Präparat hilft, ist zudem erst nach zweijähriger Behandlungsdauer zu erkennen, und trotz eines ersten Erfolges kann die Krankheit wieder aufflackern. Nichtsdestotrotz: Interferon ist eben mit einem enormen finanziellen Aufwand »wissenschaftlich gesichert« und – das darf ruhig gesagt werden – bringt Riesengewinne.

Das Schlimme daran ist, dass mit der wissenschaftlichen Anerkennung selbst tödliche Nebenwirkungen von Medikamenten sanktioniert sind. Sie werden als Tribut an den Fortschritt akzeptiert und aus dem ärztlichen Gewissen verdrängt. Die Ärzte beruhigen sich damit, dass sie ja nach der von der Wissenschaft festgelegten Vorschrift – lege artis sozusagen – behandeln. Der vermeintliche Fortschrittsglaube geht sogar so weit, dass man denjenigen Ärzten ein schlechtes Gewissen einreden will, die versuchen, ihren Patienten möglichst natürliche und nebenwirkungsarme Mittel zu verordnen. Oft treffen sie nämlich auf den Vorwurf, sie verließen den sicheren Boden der modernen Medizin und begäben sich auf das Terrain einer unwissenschaftlichen, nicht geprüften und daher auch nicht rechtmäßigen Medizin.

Die Folgen dieser unfassbaren Grundhaltung sind leider erschreckend. Laut einer kürzlich erschienenen Veröffentlichung im Fachjournal der amerikanischen Ärzteschaft sollen die Nebenwirkungen verschreibungspflichtiger Medikamente allein in den USA jedes Jahr 100.000 (!) Todesfälle fordern. Im Vergleich: Im Untersuchungszeitraum 1994 starben an derartigen »wissenschaftlich korrekten« Therapiemethoden mehr Menschen als an Diabetes und Lungenentzündung.

Der Fortschrittsglaube in der medizinischen Wissenschaft ist ungebrochen. Natürliche Therapiemethoden passen nicht in dieses Denken.

## Zulassung eines Arzneimittels – eine oft nicht bezahlbare Prozedur

H15 GUFIC hat die volle wissenschaftliche Anerkennung bisher noch nicht gefunden. Und das, obwohl das ayurvedische Weihrauchpräparat mit seinen entzündungshemmenden und schmerzlindernden Inhaltsstoffen vielen Patienten geholfen hat, obwohl seriöse methodische Untersuchungen durchgeführt wurden, und obwohl es eindeutige und ärztlich bestätigte Wirksamkeit zeigt. Der Grund: Die geforderte wissenschaftliche Prozedur, für die Millionenbeträge benötigt werden, konnte noch nicht vollständig abgewickelt werden. Daran scheiterte bisher auch die Zulassung von H15 GUFIC als Arzneimittel in Deutschland.

So viel zur Diskussion, die um ein »altes« und neues Naturpräparat wie das H15 GUFIC geführt wird, leider zum Nachteil vieler Patienten. Welche unter Umständen sogar lebensbedrohliche Konsequenzen das haben kann, verdeutlicht die folgende Geschichte. Dieser »Weihrauchkrimi« zeigt, welche Hürden bei der pharmakologischen Zulassung zu überwinden sind und wie Trittbrettfahrer ihren Vorteil daraus ziehen und mit fragwürdigen Weihrauchpulvern ins Geschäft kommen wollen.

## Ein »Weihrauchkrimi«

H15 GUFIC fehlt bislang die volle arzneirechtliche Anerkennung – oft zum Nachteil vieler Patienten.

Ein Patient wird nach zwei Operationen an einem bösartigen Glioblastom nach Hause entlassen, um die letzten Wochen seines Lebens im Kreise der Familie zu verbringen. Die Ärzte können nichts mehr tun, selbst mit hohen Kortisongaben werden die Symptome nicht mehr gelindert – und vor allem kommt eine weitere Operation nicht mehr infrage. Der Kranke ist – wie das in diesem Stadium eines Hirntumors die Regel ist – durch die Schäden im Gehirn und den erhöhten Hirndruck sehr schwer sprachbehindert, halbseitig gelähmt und leidet an großen Schmerzen. In dieser Zeit erfährt er vom ayurvedischen Weihrauchpräparat und beginnt mit der Einnahme von dreimal täglich drei Tabletten. Und was keiner mehr zu hoffen wagte, tritt ein: Es geht ihm Tag für Tag besser, langsam zwar, aber doch stetig und anhaltend. Die Schmerzen lassen nach, die Lähmungen bilden sich allmählich zurück, und nach acht Wochen kann er wieder ohne Hilfe gehen und verständlich sprechen.

Man kann sich die große Erleichterung vorstellen: Ein »Wunder geschieht«, es tritt die erstaunliche gesundheitliche Wende ein. Doch dann der Schock! Von heute auf morgen darf der Apotheker die H15-GUFIC-Tabletten aufgrund einer behördlichen Untersagung nicht mehr abgeben, obwohl er sie vorrätig hat. Als Begründung wird genannt, H15 GUFIC sei in Deutschland noch nicht und in der Schweiz nur teilweise anerkannt. Ein Verkauf sei deshalb nicht gesetzeskonform.

Zum juristischen Hintergrund: Arzneimittel, die in Deutschland noch nicht, in anderen Ländern aber bereits zugelassen sind, dürfen auf Rezept eines Arztes vom Apotheker abgegeben werden. Eine Regelung, die eigentlich klar auf das Weihrauchmittel zutraf. In der Schweiz ist es registriert, von dort könnte es rechtmäßig bezogen werden. Im Fall des Weihrauchmedikaments vertrat die Behörde allerdings den Standpunkt, dass ein Schweizer Kanton als Zulassungsort nicht ausreiche. Dass H15 GUFIC unter dem Namen »H15 GUFIC-Ayurmedica« in ganz Indien als Arzneimittel registriert sei und somit die Importvoraussetzungen erfüllt sind, interessierte die Verantwortlichen ebensowenig.

Wäre da nicht die Ehefrau des Patienten gewesen! Als Anwältin wusste sie um die rechtlichen Schritte. Sie informierte sich und erfuhr, dass es vielen Kranken wie ihrem Mann ergeht. Nur das Unbegreifbare war: In einigen Bundesländern durfte H15 GUFIC weiter abgegeben werden – sogar mit deutschsprachigem Beipackzettel aus der Schweiz –, in anderen nicht.

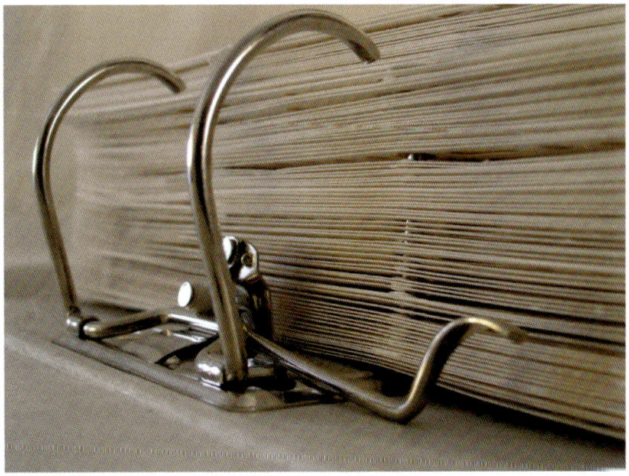

Bei Arzneimittelanerkennung sind viele wissenschaftliche, bürokratische Hürden zu nehmen.

Die streitbare Anwältin will diese willkürliche Handhabung verständlicherweise nicht einfach hinnehmen, zu viel steht für ihren Mann und ihre Familie auf dem Spiel. Sie droht mit einer Klage auf Verhinderung lebensnotwendiger Hilfe für Ihren Mann, und – siehe da – die Entscheidung der Aufsichtsbehörde wird aufgehoben. Diese Vorgänge verwundern sie nun doch einigermaßen. Sie recherchiert deshalb weitere Fakten und Hintergründe und erfährt dabei in vieler Hinsicht Neues und Überraschendes.

Im Gegensatz zu vor etwa zwanzig Jahren, als es noch einfach war, ein neues Arzneimittel auf den Markt zu bringen, bestimmt heute ein kaum überschaubares Regelwerk an Gesetzen und Bestimmungen alles und jeden Schritt. Und hier scheinen oftmals weniger die Sicherheitsinteressen der Patienten im Mittelpunkt zu stehen, als vielmehr Markt- und Machtstrategien einzelner Interessengruppen. Mithilfe des Gesetzgebers haben sich wenige Gruppen in Deutschland (und inzwischen auch in der EU) eine Struktur geschaffen, die neuen Präparaten kaum noch eine Chance lässt, wenn diese den eigenen Interessen und Vorstellungen nicht entsprechen.

Es entwickelte sich ein System an wissenschaftlichen und bürokratischen Hürden, das es kleineren und weniger begüterten Neulingen auf dem Arzneimittelmarkt – das sind meist Hersteller von Naturheilmitteln – fast unmöglich macht, ihrem Produkt die geforderte Anerkennung zu verschaffen. Die Bemühungen, ein neues Medikament zuzulassen, können oft nur mit einem hohen persönlichen Risiko, verbunden mit enormen Kosten und gegen systematische Behinderung durch Regelwerke, Gesetze, Vorschriften, Willkür von Behörden, ja sogar gegen Intrigen und bewusste Falschinformationen in der Fachpresse, erfolgreich abgeschlossen werden.

So erfährt die Anwältin auch, dass

- ... die vorgeschriebenen Untersuchungen mit H15 GUFIC von hierzu bezahlten Wissenschaftlern schon in den Achtzigerjahren teilweise nicht vorschriftsgemäß durchgeführt wurden – zum Schaden von H15 GUFIC.
- ... in wissenschaftlich unredlicher Weise Wissenschaftsdaten von H15 GUFIC gezielt und nicht korrekt zum Vorteil von Konkurrenzprodukten und zum Schaden von H15 GUFIC publiziert wurden.
- ... solche Wissenschaftler, um die eigenen etablierten Interessen zu schützen, die Forschungsergebnisse von H15 GUFIC für Veröffentlichungen bewusst behinderten.
- ... von Wissenschaftslobbyisten offen verkündet wird, H15 GUFIC habe keinerlei Therapiewirkung, sei absolut unwirksam, obwohl sie selbst bei eigenen Patienten das Gegenteil gesehen und dokumentiert haben und überdies Tausende positiver Krankheitsverläufe das Gegenteil offensichtlich machen.
- ... die staatlichen Behörden im Zulassungsverfahren von H15 GUFIC nach vier Jahren im laufenden Verfahren die Voraussetzungen willkürlich änderten. Damit wurde die vorher ziemlich sichere Zulassung für Deutschland versagt. Was bedeutet, dass nun weitere enorme Kosten und Verzögerungen entstehen, um wieder dort anzufangen, wo man vor acht Jahren schon stand.
- ... der Import von H15 GUFIC von manchen zuständigen Landesbehörden mit juristisch haltlosen Begründungen behindert wird, und dies sogar unter Verwendung von gezielten Falschinformationen, nachdem ein Gericht gegenüber einer Landesbehörde einen Vergleich geschlossen hatte, den Import zu erlauben.

- ... unseriöse Trittbrettfahrer unbehelligt auf die Heilerfolge mit H15 GUFIC verweisen und ihre fragwürdigen Weihrauchprodukte als so genannte Nahrungsergänzungen unter der Hand und halb legal anbieten. Damit werden Patienten getäuscht, die sich die gleiche Wirkung wie vom ayurvedischen Präparat H15 GUFIC erhoffen und deren Gesundheit indirekt gefährdet. Auffallend dabei ist: Dieselben Behörden, die immer sehr auf die Einhaltung aller Verordnungen pochen, bleiben in diesen Fällen untätig.

Dass H15 GUFIC heute dennoch die Anerkennung und die Unterstützung vieler seriöser Wissenschaftler und Institutionen hat, ist ein weiteres kleines Wunder und wohl vor allem auch den vielen positiven Erfahrungen zu verdanken. Der indische Weihrauch ist offensichtlich ein ganz besonderes Heilmittel – eine Legende, die von der Antike bis heute die Jahrtausende überdauerte.

Wir können und wollen hoffen, dass der Weihrauchkrieg schließlich ein glückliches Ende nimmt und die Vernunft über Interessenskonflikte und Marktansprüche in Medizin und Wissenschaft siegen wird. Immerhin hat die Europäische Arzneimittelkommission inzwischen auch aufgrund der Ergebnisse von klinischen Studien und Tierversuchen Weihrauchharzextrakt als Arzneimittel zur Behandlung des Ödems bei Hirntumoren anerkannt.

# Weihrauch als Hausmittel

## Tipps zur Selbsthilfe mit Öl, Salbe und wohlduftendem Rauch

Der Weihrauch als Hausmittel ist bei uns kaum bekannt. Und um ehrlich zu sein, bevor ich mich mit dem Olibanum befasste, war er auch mir in so einfachen Zubereitungen wie Öl, Salbe oder Rauch zur Inhalation und Desinfektion als Heilmittel fremd. Umso mehr wurde ich von einer zum Teil ganz erstaunlichen Wirksamkeit überrascht.

Sie lernen auf den nächsten Seiten einige ganz einfache Anwendungen kennen, die ich auch in meiner Praxis einsetze. Bitte beachten Sie dabei, dass die Beobachtungszeit noch recht kurz ist. Es kann deshalb sein, dass manche Verfahren nicht bei jedem wie beschrieben helfen. Genauso ist es denkbar, dass es noch weitere und ganz andere Einsatzmöglichkeiten für den Weihrauch gibt. Bitte fragen Sie bei den nachfolgenden Empfehlungen im Zweifelsfalle Ihren Arzt, und betrachten Sie die Behandlungsmethoden nicht als Ersatz, sondern allenfalls als Unterstützung notwendiger ärztlicher Maßnahmen.

## Anwendungen mit Weihrauchöl

Reines Olibanumöl kann über Versandhandel für Aromaöle bezogen werden und wird auch in Apotheken geführt. Es verströmt einen angenehmen Geruch nach Weihrauch mit einer leichten Eukalyptusnuance. Obwohl seine Zusammensetzung recht ätherisch ist, bleibt, wenn man einige Tropfen auf die Haut aufbringt, stundenlang ein dezenter Duft erhalten – ein angenehmer Begleiteffekt

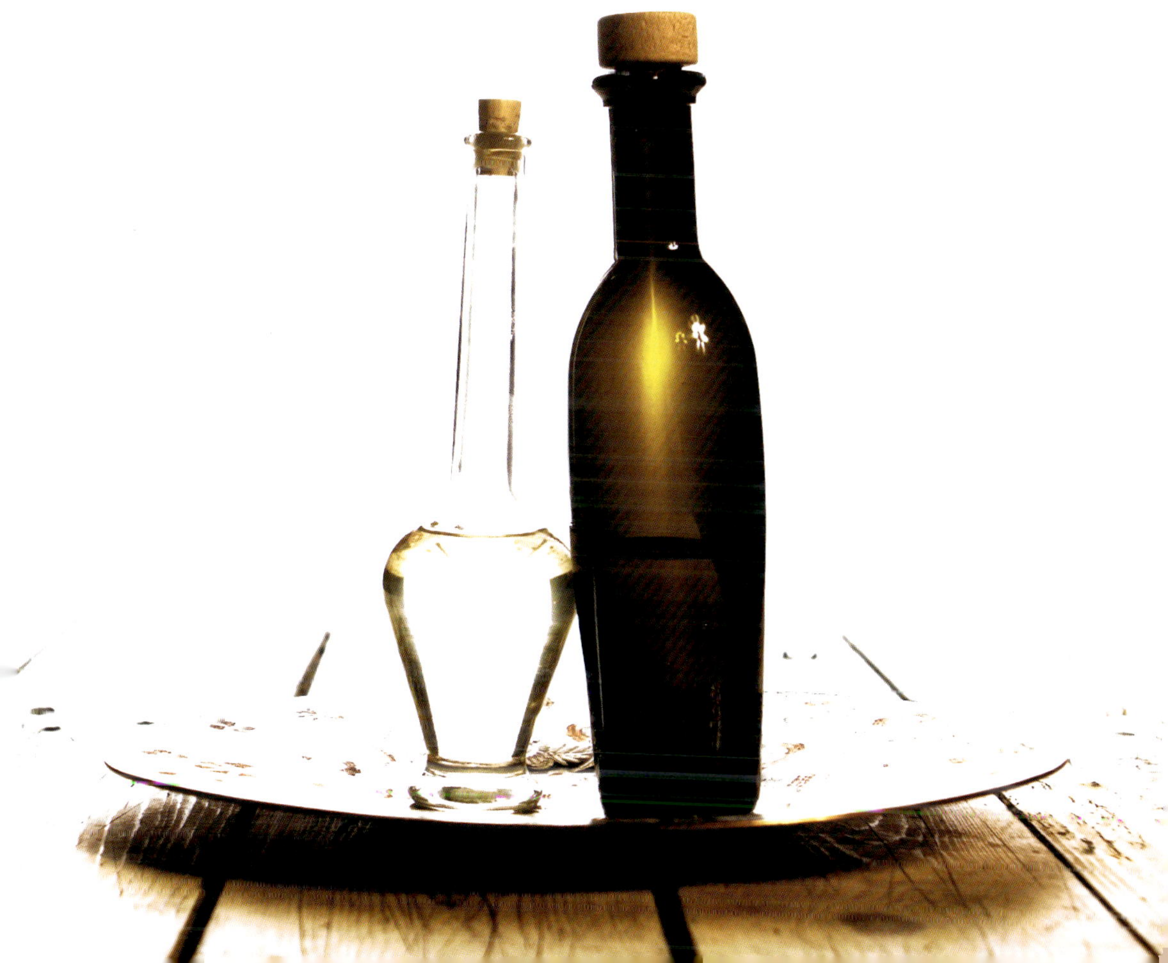

mancher Anwendung. Das Öl sollte nicht in den Bereich der Augen gebracht werden, da es an empfindlichen Schleimhautstellen wie den Bindehäuten leicht reizt. Ein geringes Brennen kann auch an offenen Hautstellen oder der Genitalschleimhaut auftreten, wenn das Öl pur aufgetragen wird. Bei entsprechender Verdünnung, wie ich sie angegeben habe, lässt sich das allerdings vermeiden. Ansonsten ist Weihrauchöl bei äußerer Anwendung unproblematisch.

## Aphthen der Mundschleimhaut

Die schmerzhaften kleinen Geschwüre an der Mundschleimhaut oder der Zunge, die im medizinischen Jargon als Aphthen bezeichnet werden, können bei belasteten Menschen in mehr oder minder regelmäßigen Abständen immer wieder auftreten. Selbst einzelne Aphthen sind schmerzhaft und unangenehm. Bei Säuglingen und Kleinkindern treten diese Ausschlagsbläschen bei einer Erstinfektion mit Herpes-Viren auf.

Die »Mundfäule«, wie der Volksmund die Erkrankung nennt, kann sich über eine Woche hinziehen und heilt dann ohne Rückfall ab. Meist begleiten Fieber, Schnupfen, Husten und Schwäche die unangenehmen und schmerzhaft entzündeten Geschwürchen im Mund und werden dadurch zu einer erheblichen Belastung für Mutter und Kind. Säuglinge verweigern das Trinken, und Kleinkinder schmerzt jeder Bissen. Gekühlte Milch und milde Speisen helfen an diesen Tagen über die Runden.

### Erste Hilfe

Es gibt verschiedene schmerzstillende und entzündungshemmende Mundspülmittel, die aber die Beschwerden nur etwas lindern und den Verlauf der Infektion nicht verkürzen. Neben einer homöopathischen Behandlung – meist hilft rasch *Mercurius sublimatus corrosivus C12*, viermal täglich zwei Globuli – lindert das Weihrauchöl wirksam die Schmerzen und unterstützt die Abheilung der Aphthen.

Je nach Alter des Patienten werden ein bis drei Tropfen des Öls in eine Tasse raumtemperierten Kamillentee gegeben und damit mehrmals täglich der Mund gespült. Weihrauchöl hemmt die Entzündung, nimmt den Schmerz, desinfiziert und erfrischt.

## Mandel- und Rachenentzündung

Ähnlich lässt sich das Öl als Gurgelwasser bei Entzündungen oder Eiterungen der Mandeln, bei Halsschmerzen und Rachenentzündung anwenden:

Geben Sie – je nach Alter des Kranken und individueller Verträglichkeit – ein bis fünf Tropfen des Öls in warmes Wasser, Salbei- oder Kamillentee. Damit einige Male am Tag gurgeln. Diese örtliche Anwendung ersetzt natürlich nicht Medikamente, die der Arzt verordnet.

Wegen seiner entzündungshemmenden Wirkung eignet sich Weihrauchöl als Gurgelmittel im Mund-Rachen-Bereich.

### Ein ayurvedisches Hausmittel

Eine Alternative zum Olibanum-Gurgelwasser ist ein ayurvedisches Hausmittel, das in Indien bei Hals-, Rachen- und Mandelentzündungen gerne angewendet wird: Wasser etwa zehn Minuten abkochen, auf ein Glas einen Teelöffel Gelbwurzpulver (Curcuma) und einen Teelöffel Salz auflösen und mit der Lösung gurgeln. Curcuma wirkt wie das Weihrauchöl keimtötend und entzündungshemmend.

## Parodontose

Bei der Parodontose handelt es sich um eine weit verbreitete, schwer zu behandelnde Zahnfleischerkrankung. Das Zahnfleisch zieht sich zurück, wodurch die Zahnhälse frei liegen und auf Wärme und Kälte sehr empfindlich reagieren. Eine Parodontose erfordert unbedingt fachgerechte zahnärztliche Behandlung, beispielsweise das Reinigen der Zahntaschen, das Entfernen von Zahnstein, die Korrektur von Zahnfehlstellungen und die Sanierung karioser Zähne. Sie können diese Maßnahmen folgendermaßen unterstützen:

- Reinigen Sie die Zähne mit einer weichen Zahnbürste sanft und gründlich nach jeder Mahlzeit, und benutzen Sie dazu eine milde, nicht schäumende Zahncreme, die möglichst auf Basis natürlicher Rohstoffe hergestellt wurde. Sehr gut eignet sich auch Zahnsalz (Merfluan®).
- Ein bewährtes ayurvedisches Hausmittel sind Mundspülungen mit gereiftem Sesamöl. Lassen Sie ein bis zwei Esslöffel Öl langsam im Mund herumwandern. Ziehen Sie das Öl auch zwischen den Zähnen regelrecht »hindurch«. Jeweils morgens und abends etwa zwei bis drei Minuten lang spülen. Da das Öl bei dieser Prozedur viele Giftstoffe aufnimmt, muss es unbedingt ausgespuckt werden. Spülen Sie danach den Mund gründlich mit lauwarmem Wasser aus.

Mundspülung mit Sesamöl ist eine bewährte ayurvedische Anwendung.

**Sesamöl reifen**

Zum Reifen das Öl in einem Topf langsam auf etwa 110 °C erhitzen. Kontrollieren Sie die Temperatur entweder mit einem Haushaltsthermometer, oder geben Sie einige Tropfen Wasser in das Öl. Bei etwa 100 °C brutzelt und zerplatzt die Wasserphase des Öls mit eindeutigen Zisch- und Knackgeräuschen: das Öl ist »gereift«. Das gereifte Öl zum Aufbewahren am besten in eine Flasche abfüllen.

Gereiftes Öl entfaltet spezielle Wirkungen: Durch das Erhitzen, den Reifevorgang, wurde es dünnflüssiger und somit als Heilmittel aktiver. In dieser Konsistenz kann es besser in die Schleimhautzwischenräume eindringen, reinigen und desinfizieren.

Sesamöl hemmt, ähnlich dem Weihrauchöl, das Wachstum pathogener (krank machender) Keime und unterdrückt das Wachstum bösartiger Hautzellen (Melanomzellen). Sie erhalten Sesamöl im Reformhaus oder in gut sortierten Naturkostläden.

### Mundspülen mit Weihrauchöl

Nach einer Mundreinigung mit gereiftem Sesamöl empfiehlt es sich, die Zahnfleischentzündung mit Weihrauch einzudämmen. Dazu zwei bis fünf Tropfen Weihrauchöl in etwas warmes Wasser, Salbei- oder Kamillentee geben und damit gründlich den Mund spülen. Danach nicht mehr mit Wasser nachspülen, damit der feine Film des Olibanumöls auf der Mundschleimhaut erhalten bleibt. Das Öl ist etwas adstringent, das heißt herb und zusammenziehend. Außerdem desinfiziert es den Mundraum, ohne der gesunden Bakterienflora des Mundes zu schaden. Es erfrischt angenehm und verleiht einen reinen Atem.

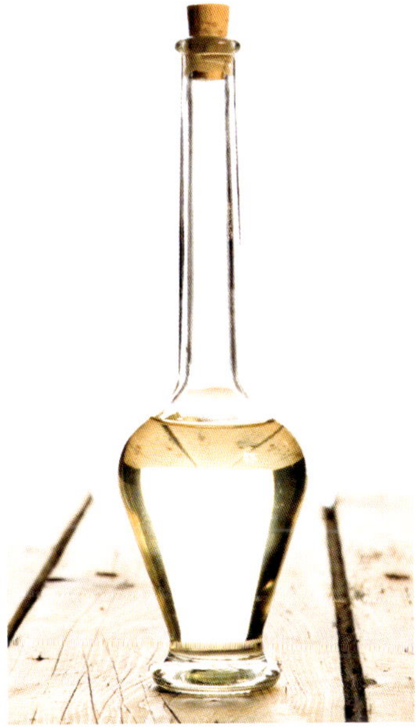

## Akne, Eiterpusteln und Abszesse

Wer an Akne, unreiner Haut oder gar immer wiederkehrenden Abszessen leidet, sollte das Problem nicht nur an der Oberfläche, das heißt durch äußerliche Anwendungen, sondern ganzheitlich auch von innen heraus behandeln. Erst dadurch können dauerhafte Heilerfolge erreicht werden. Darüber hinaus verbessern sich das allgemeine Wohlbefinden und die Gesundheit. Wir werden leistungsfähiger, eventuelle Magen-Darm-Störungen werden gelindert oder verschwinden.

In der Naturheilkunde wie in der ayurvedischen Medizin gibt es für Hautstörungen eine Reihe wirksamer Heilansätze. Ein sanftes Handlungsprogramm für gesunde, schöne und strahlende Haut mit vielen Tips zu Ernährung, Tagesrhythmus und Körperpflege und vielen Rezepten habe ich in meinen Büchern »Ayurveda für jeden Tag« und »Natürlich schön mit Ayurveda« beschrieben. Daneben gibt es spezielle und sehr wirksame ayurvedische Präparate und Anwendungen mit Weihrauchöl.

### Hautpflege mit Weihrauchöl

Tragen Sie mehrmals täglich einen Tropfen pures Olibanumol auf die betroffenen Hautstellen auf. Sollte das Öl an entzündeten Stellen leicht brennen, können Sie auch eine verdünnte Lösung verwenden. Mischen Sie dafür einige Tropfen Weihrauchöl in Wasser oder Kamillentee, tränken Sie mit dieser Lösung einen Wattebausch, und betupfen Sie damit mehrmals täglich die erkrankten Hautareale. Die Wirkstoffe des Weihrauchöls kühlen angenehm, beruhigen den Schmerz, desinfizieren und hemmen die Entzündung und unterstützen somit eine raschere Abheilung.

### Wohlduftende Pflegemittel auf Weihrauchbasis

Zur Pflege der gesunden Haut eignet sich Weihrauchbalsam, den sie unter dieser Bezeichnung in der Apotheke oder im speziellen Versandhandel erhalten. Dieser wohlduftende Balsam wirkt beruhigend und wird zur Entspannung auf Schläfen und Stirn aufgetragen. Olibanum RA-Salbe® enthält als Salbengrundlage zehn Prozent Weihrauchöl in Wollwachs und ist daher fetter als der reine Weihrauchbalsam. Diese Salbe fettet und pflegt trockene Haut und eignet sich daher besonders für die Behandlung von Schwielen und rissiger Haut.

## Herpes

Diese unangenehmen und wiederkehrenden Bläschen an Lippen, Naseneingang oder anderen Stellen der Haut sprechen in der Regel sehr gut auf das Olibanumöl an. Sie sollten das Öl bereits bei den ersten Anzeichen sanft auf die befallenen Stellen reiben, wenn nötig mehrmals täglich. Patienten berichteten mir, dass durch diese Vorsichtsmaßnahme der Bläschenausschlag gar nicht mehr richtig ausbrach. Ist der Herpes dagegen bereits voll ausgeprägt, nimmt das Weihrauchöl den Schmerz, kühlt und trocknet die Bläschen aus und lindert die Schwellung.

## Granuloma anulare

Das Granuloma anulare ist eine Hauterkrankung, von der vor allem Kinder und Jugendliche betroffen sind. Ihren Namen hat sie aufgrund ihres ganz typischen Aussehens erhalten: Kleine, flache und harte Knötchen (Granulome) in der Haut, die meist alabasterfarben oder geringfügig gerötet sind, bilden einen geschlossenen Ring (Anulus), der anfangs oft nur die Größe eines 20-Cent-Stücks hat und langsam exzentrisch wächst. Das Innere des Ringes flacht sich wieder, wie bei einem Teller, ab und heilt immer folgenlos aus.

Das Granuloma anulare tritt bevorzugt an Hand- oder Fußrücken, Ellenbogen, Gesäß oder Gesicht, aber auch an anderen Körperstellen auf. Die Ursache des Ringgranuloms ist bisher nicht bekannt. Merkwürdig ist, dass es häufig spontan abheilt, wenn vom Arzt eine kleine Hautprobe entnommen wird.

Im Fall eines 6-jährigen Mädchens konnte mit Weihrauchöl ein handtellergroßes Ringgranulom am Fuß vollständig zurückgebildet werden. Das Weihrauchöl wurde dreimal täglich auf die erkrankte Haut aufgetragen, die harten Knötchen flachten zunehmend ab, sie wurden blasser und heilten schließlich ganz ab. Nach eineinhalb Wochen war nur noch ein Teil des Ringes sichtbar, nach weiteren drei Wochen war die Haut des kleinen Mädchens wieder völlig gesund.

Von Ringgranulomen sind hauptsächlich Kinder und Jugendliche betroffen.

**Unerwartete Hilfe bei Hautwarzen**

Während der Behandlung der kleinen Patientin zeigte das Weihrauchöl einen überraschenden Nebeneffekt: Die Mutter hatte seit zwanzig Jahren eine große Warze am rechten Zeigefinger. Als sie nun täglich den Fuß ihrer Tochter mit Weihrauchöl massierte, behandelte sie damit auch gleichzeitig ihre Warze. Diese wurde Woche für Woche kleiner und flacher. Auch einer anderen Patientin schien das aromatische Öl des Weihrauchbaums gegen eine Warze am Finger, die sie seit Jahren hatte, zu helfen. Sie verschwand durch zweimaliges tägliches Einreiben nach wenigen Wochen.

## Verstopfte Nase

Das Olibanumöl ist ein wirksames wie einfaches Schnupfenmittel. Ein Tropfen des wohlduftenden Öls mehrmals täglich in den Nasenvorhof eingebracht, öffnet und befreit verschnupfte Nasen oft für Stunden. Es desinfiziert außerdem den Naseneingang und aktiviert die Schleimhautabwehr im Nasenvorhof. Da in der Nase viele Reflexzonen sitzen und die ätherischen Stoffe des Öls die Atemwege beim Einatmen beruhigen, entspannen und öffnen, hat das Duftöl weitere positive Wirkungen:

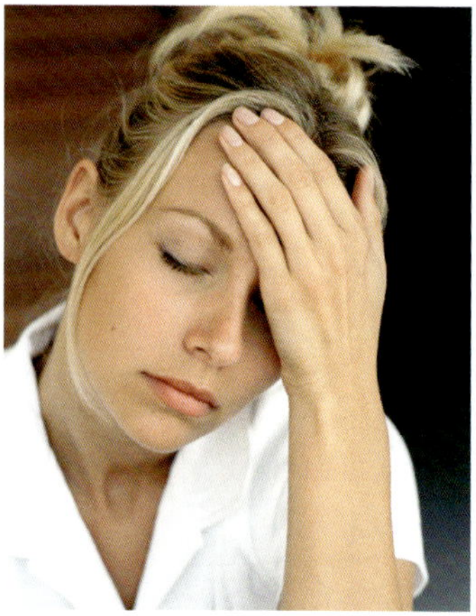

Weihrauchöl befreit verschnupfte Nasen und wirkt entspannend.

Der Kopf wird klarer, die Atemwege werden freier und das allgemeine Wohlbefinden wird gefördert. Bei zu trockener Nasenschleimhaut ist Weihrauchöl allerdings weniger empfehlenswert, da es die Schleimhäute eher austrocknet als befeuchtet. Bei wundem Naseneingang kann das Öl außerdem leicht brennen, was sich durch eine vorher aufgetragene Wundsalbe vermeiden lässt.

Eine ausgezeichnete Alternative für das Olibanumöl ist das ayurvedische Nasenreflexöl MP16, das aus verschiedenen Heilkräutern auf einer Sesamölbasis zusammengesetzt ist. Das Öl unterstützt die Schleimlösung bei Nebenhöhlenerkrankungen und verstopfter Nase und sorgt für freien Atem. Es kann sehr gut auch bei trockener Nase angewendet werden.

## Weihräuchern bei Erkältung

Weihrauchdämpfe wirken schmerzstillend, entzündungshemmend und desinfizierend. Wenn Sie unter Schnupfen, Halsschmerzen, Kieferhöhlenentzündung oder Herpes leiden, können Sie mit den wohltuenden Dämpfen Ihre Beschwerden rasch lindern. Die nachfolgend beschriebenen Anwendungen öffnen die Atemwege, entspannen, lösen und verringern den Schleim, unterstützen die Schleimhautabwehr gegen Krankheitskeime und schwellen ab.

### Den Rauch einatmen

Legen Sie dafür einige Weihrauchkörner in einen Räucherkessel oder auf ein Stövchen, und atmen Sie den sich entwickelnden Rauch mild ein. Achten Sie dabei auf den richtigen Abstand! Weihrauchdämpfe werden meist als ausgesprochen angenehm empfunden. Wer auf den Rauch allerdings empfindlich reagiert (häufig Menschen, die unter chronischen Atemwegserkrankungen wie Asthma bronchiale oder chronischer Bronchitis leiden), der sollte auf das Räuchern besser verzichten und stattdessen mit einigen Tropfen Weihrauchöl inhalieren.

Bewährt bei Erkältungen hat sich auch das ayurvedische Minzöl.

### Kopfdampfbad

Bereiten Sie sich ein Kopfdampfbad mit hustenstillenden, schleimlösenden und entzündungshemmenden Heilkräutern, beispielsweise Lavendelblüten, Thymiankraut und Kamillenblüten. Kochen Sie dazu eine Handvoll der Kräutermischung in einem großen Topf Wasser auf. Lassen Sie den Sud mit geschlossenem Deckel einige Minuten ziehen. Geben Sie dann einige Tropfen Weihrauchöl hinzu, und inhalieren Sie die wohlduftenden Dämpfe. Achten Sie dabei auf den richtigen Abstand des Gesichts zum heißen Wasser, je nach Temperatur 30 bis 40 Zentimeter. Damit der Wasserdampf nicht entweicht, sollten Sie ein großes Handtuch über den Kopf legen, das auch den Topf mit einschließt.

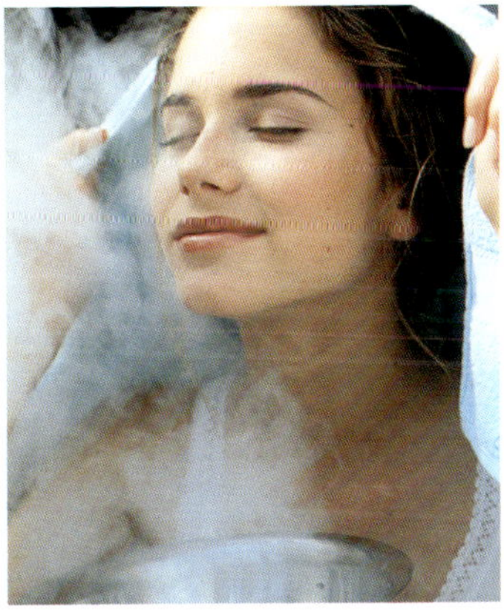

## Räuchern zum Schutz vor Ansteckung

Möchten Sie sich wirksam vor Ansteckung schützen, wenn jemand in Ihrer Familie eine Grippe angeschleppt hat? Dann versuchen Sie es nach der seit Jahrtausenden bekannten Methode, Zimmer und Haus mit Weihrauch zu aromatisieren. Diese Methode wird im Orient, in Indien oder in Asien bis heute praktiziert. Mit welch erstaunlicher Effektivität Räucherungen Krankheitskeime abtöten können, zeigt folgendes Beispiel.

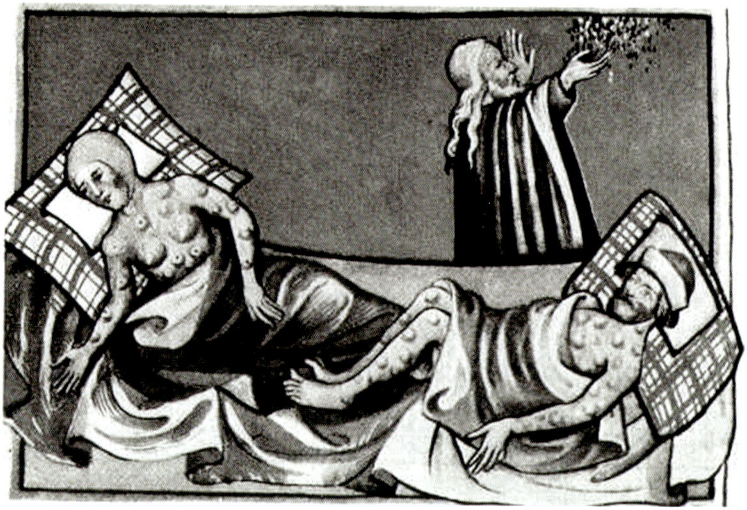

Darstellung der Beulenpest in der Toggenburgbibel (1411)

## Mit Weihrauch gegen die Pest

Als sich 1994 in Indiens Hauptstadt Delhi die Pest epidemisch ausbreitete, half ein altes ayurvedisches Heilrezept mit Weihrauch mit, die Seuche zu beenden. Durch Maßnahmen der modernen Medizin war der Infektionskrankheit mit ihren schrecklichen Folgen nicht Herr zu werden. Täglich wurden zahlreiche weitere Patienten in die Krankenhäuser eingeliefert, die Nachrichten von der Ausbreitung der Epidemie und die Bilder von überfüllten Kliniken gingen täglich um die Welt. Die indische Regierung richtete daher einen öffentlichen Hilferuf an alle Ärzte.

Dr. Dev Triguna, einer der angesehensten indischen Vaidyas (Ayurveda-Ärzte) und Mitbegründer des »Maharishi-Ayur-Veda« bot sich an. Er wusste von einer alten Rezeptur der ayurvedischen Medizin, die als Räuchermittel gegen Infektionskrankheiten eingesetzt wird. Die Mischung enthält neben weiteren Heilkräutern auch das Harz des heimischen Weihrauchbaumes (Boswellia serrata), der in Indiens traditioneller Naturheilkunde schon seit Jahrhunderten wegen seiner desinfizierenden und keimtötenden Dämpfe geschätzt wird. Eine in Delhi ansässige Firma, die ayurvedische Heilmittel nach den strengen Vorschriften der klassischen Texte herstellt, produzierte in kurzer Zeit mehrere hunderttausend Packungen des Mittels und stellte sie kostenlos zu Verfügung. In jedem Haus konnte nun geräuchert werden, und zwar mit durchschlagendem Erfolg! In nur wenigen Tagen kam die Seuche zum Stillstand.

## Sich vor Grippe schützen

Es sollte natürlich nicht gerade die Pest sein, gegen die Sie den Rauch des duftenden Olibanumharzes einsetzen müssen. Aber versuchen Sie diese uralte Methode durchaus bei den jährlich im Winter und Frühjahr grassierenden Grippeepidemien.

Legen Sie auf ein Teestövchen ein Drahtgitternetz und darauf einige Weihrauchkörner. Sie können die Stärke der Rauchentwicklung dadurch variieren, dass Sie das entzündete Teelicht näher unter das Harz bringen oder umgekehrt die Körner mehr zentral oder seitlich auflegen.

Weihrauch tötet Krankheitskeime ab – ein Wissen, das man beim Aromatisieren von Räumen beherzigen sollte.

Räuchern Sie damit nun die verschiedenen Räume und das Krankenzimmer – vorausgesetzt der Patient mag den Weihrauchgeruch. Es gibt zum Räuchern auch spezielle Räucherpfannen oder Gefäße, die in Fachgeschäften erhältlich sind. Wenn der Rauch die Atemwege reizt, der Weihrauchgeruch aber grundsätzlich als angenehm empfunden wird, können Sie auch einige Tropfen Weihrauchöl in eine Duftlampe geben. Eine weitere rauchfreie Alternative funktioniert folgendermaßen: Dazu dürfen die Weihrauchkörner nur erwärmt, aber nicht direkt offenem Kerzenlicht oder der Glut von Räucherkohle ausgesetzt werden. Dieses Verfahren desinfiziert zwar weniger, erfrischt und belebt aber und schafft eine angenehme Atmosphäre.

## Bezugsquellen für Weihrauch und ayurvedische Pflanzenheilmittel

Das Weihrauchharz erhalten Sie ebenso wie Olibanumöl, -balsam und -salbe in der Apotheke. Für die Salbe ist ein Rezept des Arztes erforderlich. Beim Harz, der als Kirchenweihrauch angeboten wird, sollten Sie auf gute Qualität achten. Das wohlduftendste Harz ist der Aden-Weihrauch. Auch Versandgeschäfte oder auf Aroma- und Räucherstoffe spezialisierte Geschäfte bieten hochwertiges Weihrauchöl und Harzsorten unterschiedlicher Herkunft und Güte an.

Für den Bezug des speziellen Weihrauchpräparats H15 GUFIC gilt zurzeit Folgendes: Da es als Arzneimittel bisher nur in Indien und in einem Schweizer Kanton zugelassen ist, darf es nur im Einzelfall und auf Rezept des Arztes vom Apotheker bestellt und ausgegeben werden. In der Praxis bedeutet dies, dass der Apotheker das Mittel nicht auf Vorrat bereithalten darf, sondern es in jedem einzelnen Fall neu beschaffen muss. Das in einigen Bundesländern ausschließlich zugelassene indische Präparat ist identisch mit dem in der Schweiz erhältlichen H15 GUFIC, der einzige Unterschied ist der Beipackzettel in englischer Sprache.

Bei anderen ayurvedischen Kräuterpräparaten wird unterschieden, ob es sich um ein so genanntes Nahrungsergänzungsmittel oder ein Arzneimittel handelt. Dabei bewegen wir uns oft in einer Grauzone. Nach dem Selbstverständnis der ayurvedischen Lehre ist jede Nahrung Arznei, und ohne richtige Ernährung hilft die beste Medizin nicht viel. Ayurvedische Präparate enthalten daher oft Nahrungsmittel wie Gewürze, Früchte, Ghee (Butterreinfett) oder Pflanzenöle. In Europa gibt es aufgrund der einzelnen Landesgesetze unterschiedliche Regelungen für ayurvedische Pflanzenpräparate. In Deutschland dürfen die ayurvedischen Nahrungsergänzungen, die so genannten Rasayanas, ohne Rezept abgegeben werden, das heißt, der Vertrieb ist nicht nur auf Apotheken beschränkt.

Präparate des »Maharishi-Ayur-Veda« stellen bei uns die größte Gruppe der ayurvedischen Kräuterpräparate und sind direkt über den Importeur oder in Ayurveda-Shops erhältlich. Spezielle gegen Krankheiten gerichtete Mittel dieser Serie bilden, wie für H15 GUFIC beschrieben, aber eine Ausnahme. Sie müssen vom Arzt verordnet werden und dürfen nur auf Einzelrezept vom Apotheker abgegeben werden.

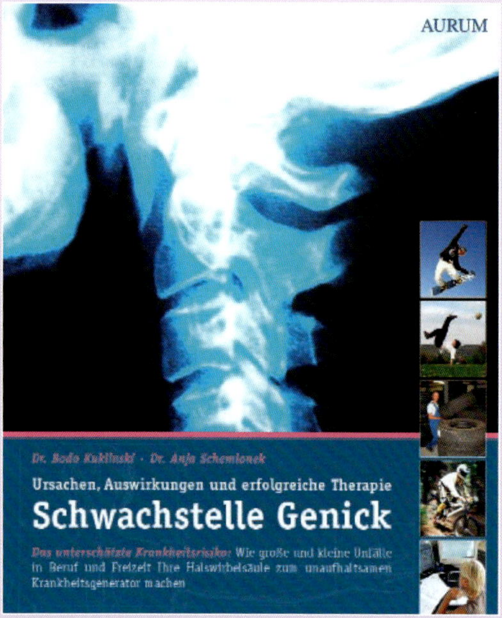


# HWS-Trauma –

## Eine Gefahr, die uns im Nacken sitzt

Hatten Sie einen Fahrradunfall oder reiten Sie? Sind sie beim Sport böse gefoult worden oder haben einen Ball an den Kopf bekommen? Haben Sie auch einen »Knacks« im Nacken? Bloß nicht den Kopf viel bewegen, da wird Ihnen immer schwindelig?

Dann sind Sie vielleicht auch »so ein Fall« mit instabilem Genick! Vermutlich können Sie ein Lied davon singen, was bei Ihnen gesundheitlich alles nicht so ganz stimmt.
Denn der instabile Nacken ist ein »Krankheitsgenerator«: Migräne, Rheuma, Allergien und Schlimmeres können die Folge sein.

Wie das passiert und wie Sie sich davor schützen können lesen Sie in diesem Buch: Mit der Drei-Säulen-Therapie kann der »Generator« gestoppt und Ihre Gesundheit erhalten werden!

**Schwachstelle Genick**
*Dr. Bodo Kuklinski, Dr. Anja Schemionek*

112 Seiten, Broschur, ISNB 978-3-89901-075-6
Preis: 14,80 Euro, A 15,30 Euro
www.dr-kuklinski.info
www.kfs-medizin.at

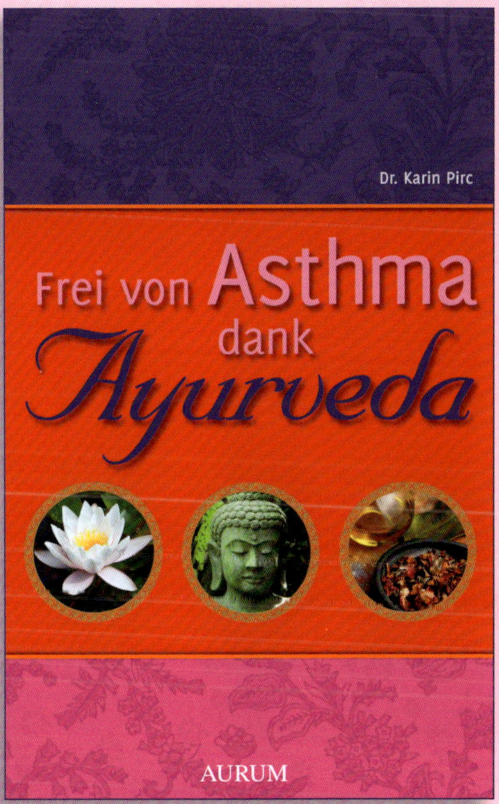


## Ursachen statt Symptome behandeln

Eine der Grundregeln des Ayurveda, angewendet auf die Atemwegserkrankung Asthma.

In diesem Buch erfahren Sie, wie Asthma der Weg bereitet wird und welche unterschiedlichen Gesichter die Krankheit annehmen kann. Sie lernen die unterschiedlichsten Bereiche, von Kunst, über Essen bis hin zur Meditation für Ihre Gesundheit zu nutzen.

Dr. Karin Pirc

**Frei von Asthma dank Ayurveda**

ISBN 978-3-89901-299-6

128 Seiten . Broschur

€ 14,80 (D) . € 15,30 (A)